常见内科疾病
诊疗与护理

胡顺苗　杨　访　赵　娜　孙尚元　周　涛　张晓均◎主编

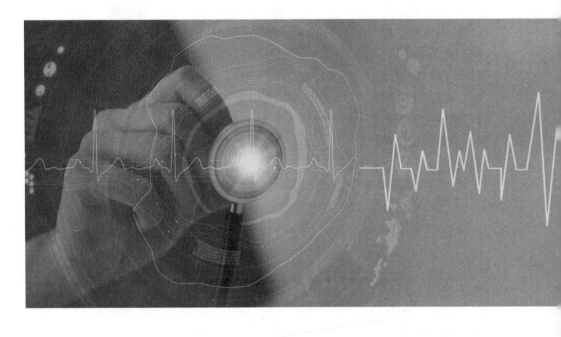

U0309921

四川科学技术出版社

图书在版编目（CIP）数据

常见内科疾病诊疗与护理 / 胡顺苗等主编 . -- 成都：
四川科学技术出版社 , 2024. 8. -- ISBN 978-7-5727
-1514-3

Ⅰ . R5；R473.5

中国国家版本馆 CIP 数据核字第 20246ZT453 号

常见内科疾病诊疗与护理
CHANGJIAN NEIKE JIBING ZHENLIAO YU HULI

主　　编	胡顺苗　杨　访　赵　娜　孙尚元　周　涛　张晓均
出 品 人	程佳月
选题策划	鄢孟君
责任编辑	税萌成
助理编辑	翟博洋
封面设计	星辰创意
责任出版	欧晓春
出版发行	四川科学技术出版社
	成都市锦江区三色路 238 号　邮政编码　610023
	官方微博　http://weibo.com/sckjcbs
	官方微信公众号　sckjcbs
	传真　028-86361756
成品尺寸	185 mm × 260 mm
印　　张	6.5
字　　数	130 千
印　　刷	三河市嵩川印刷有限公司
版　　次	2024 年 8 月第 1 版
印　　次	2024 年 11 月第 1 次印刷
定　　价	60.00 元

ISBN 978-7-5727-1514-3

邮　　购：成都市锦江区三色路 238 号新华之星 A 座 25 层　邮政编码：610023
电　　话：028-86361770

编委会

主　编：胡顺苗　杨　访　赵　娜

　　　　孙尚元　周　涛　张晓均

副主编：张卫平　王映林　林　燕

　　　　符鸿香

编　委：李　伟　刘丽丽

PREFACE 前言

近年来，随着基础医学理论与技术的蓬勃发展，临床医学内容的不断更新与深入，临床上常见病的疾病谱随之改变，疾病的诊断、治疗的手段也在不断进步。内科学这个大学科进入了一个飞速发展的阶段。内科学与许多基础学科有着密切的关系，所阐述的内容在整个临床医学的理论和实践中具有普遍意义，是学习和掌握其他临床学科的重要基础。

临床医生需要不断学习新的诊疗技术，护理工作者需要不断增加护理知识与经验，才能跟上医疗行业发展的步伐，同时要博采众长，扩大知识面，方能与时俱进，为患者提供更高质量的医疗服务。本书在编写过程中参考了大量文献资料，结合了国内临床内科工作实际，目的在于使内科疾病的诊治与护理融为一体，从而为内科临床医生和临床护理工作者提供一定的帮助。只有理论和实际紧密结合，护理与临床诊疗实践相互补充，才能完整、彻底地治疗疾病，也才更有利于患者的恢复与痊愈。

本书以内科常见疾病的发生发展为主线，分别论述了各类疾病的诊疗及护理，内容主要包括心血管内科常见疾病的诊疗与护理、呼吸内科常见疾病的诊疗与护理、肾内科常见疾病的诊疗与护理以及神经内科常见疾病的诊疗与护理等内容。本书以突出科学性、指导性、实用性为宗旨，注重理论性和实用性相结合，便于读者掌握和学习，系统、准确、扼要地介绍了临床内科常见疾病的诊治与护理。希望本书的出版，能为内科医护人员的工作提供一定的帮助。

CONTENTS 目录

第一章 心血管内科常见疾病诊疗

第一节 心律失常

正常心律起源于窦房结，成人心率通常是 60 ～ 100 次 /min。心律失常是指心脏冲动的起源部位、频率、节律、传导速度和传导顺序等的异常。多数情况下，心律失常不是一种独立的疾病，而是众多心脏、非心脏疾病，或生理情况导致的心肌细胞电生理异常。少数情况下，心律失常以综合征的形式出现，如预激综合征、病态窦房结综合征、长 QT 间期综合征、短 QT 间期综合征等。

一、临床表现

（一）窦性心律失常

窦性心律频率过快、过慢或节律不规则时，称为窦性心律失常。

窦性心动过速：心率＞ 100 次 /min。常见于运动、情绪激动、发热、甲状腺功能亢进症（以下简称甲亢）及心力衰竭等，某些药物如阿托品和肾上腺素等亦可引起。患者除心悸外无其他明显症状。心电图显示窦性心律，P 波频率＞ 100 次 /min。

窦性心动过缓：心率＜ 60 次 /min。常见于运动员、老人、颅内压增高患者等。轻者无明显症状，心率过慢时可引起头晕、胸闷和心悸。心电图显示窦性心律，P 波频率＜ 60 次 /min。

窦性心律不齐：节律不规则。常见于儿童及青年，多无症状。心电图显示窦性心律，PP 间期相差 0.12 s 以上。

窦性停搏：窦房结于一个或多个心动周期中不产生冲动。常见于窦房结功能低下、洋地黄等药物中毒及高钾血症等。轻者可无症状或仅感心悸，如停搏时间过长，可致眩晕、晕厥甚至猝死。心电图示很长一段时间无 P 波，其后可现异位节律点的逸搏。

病态窦房结综合征：系窦房结及其周围组织病变导致窦房结起搏及传导功能障碍。常见病因包括冠心病、心肌病及心肌炎等。临床上以心、脑供血不足症状为主，轻者主诉头晕和眼花等，重者可出现晕厥和抽搐，即阿 - 斯综合征发作。心电图表现为窦性心动过缓、窦性停搏或窦房传导阻滞，也可与快速型房性心律失常交替出现，称快慢综合征。

（二）期前收缩

期前收缩又称早搏，是提早出现的异位心搏。根据起搏部位不同可分为房性期前收缩、房室交界区性期前收缩和室性期前收缩。可见于正常人，往往与精神紧张和吸烟等有关；亦可见于各种心脏病、电解质紊乱、心导管检查及服用洋地黄和奎尼丁等药物时。轻者可有心跳间歇和"停跳"感，重者引起心悸、气短、乏力和心绞痛。听诊心律不齐、第一心音增强、第二心音减弱或消失。心电图特征：①房性期前收缩。提前出现 QRS 波，P 波与窦性 P 波略有差异；PR 间期 ≥ 0.12 s；QRS 波群与窦性者相似；多有不完全代偿间歇。②房室交界区性期前收缩。提前出现 QRS 波，QRS 波为室上性，其前无 P 波或 QRS 波群前后可出现逆行 P 波；多有完全代偿间歇。③室性期前收缩。提前出现 QRS 波，QRS 波宽大畸形，时限 ≥ 0.12 s，其前无 P 波；T 波宽大且与 QRS 波群主波方向相反；有完全代偿间歇。

（三）阵发性心动过速

阵发性心动过速系阵发出现的迅速而规律的异位心律。根据起搏点位置不同分为房性阵发性心动过速、房屋交界区性阵发性心动过速及室性阵发性心动过速。前二者统称室上性心动过速，可见于健康人，亦见于风湿性心脏病、预激综合征、甲亢及洋地黄中毒等患者。室性心动过速多见于各种器质性心脏病患者，也见于洋地黄和奎尼丁等药物中毒患者及心导管检查。阵发性心动过速具有突然发作、突然终止的特点。室上性阵发性心动过速发作时多有心悸、胸闷和头晕症状，除非发作时间长、频率快或基础心脏病较严重，一般较少引起显著的血流动力学障碍。室性阵发性心动过速者由于心排血量明显降低，易出现心绞痛、心力衰竭、休克甚至阿 – 斯综合征。心电图特征：①室上性阵发性心动过速。3 个或 3 个以上连续的室性期前收缩；心率 140 ~ 220 次 /min；不易辨认 P 波，节律绝对均齐；QRS 波形态一般为室上性。②室性阵发性心动过速。3 个或 3 个以上连续的室性期前收缩；心室率 100 ~ 250 次 /min；QRS 波时限 > 0.12 s；若发现 P 波，其与 QRS 波群无关，T 波与 QRS 波主波方向相反；可见心室夺获或室性融合波。

（四）扑动与颤动

异位节律点发出冲动时，频率超过阵发性心动过速形成扑动和颤动。根据异位起搏点不同分为心房扑动（简称房扑）与心房颤动（简称房颤）和心室扑动（简称室扑）与心室颤动（简称室颤）。房扑和房颤多见于器质性心脏病，如风湿性心脏病、心肌病和冠心病等，亦见于甲亢和洋地黄中毒等。室扑和室颤多见于急性心肌梗死、不稳定型心绞痛、严重低钾血症及洋地黄中毒等。房扑或房颤可引起心悸、胸闷等，如果发作时心室率过快或原心脏病严重者，可导致心绞痛、急性左心衰竭或休克。另外，心房栓子脱落可致体循环栓塞，以脑栓塞常见。房扑或房颤发作时，体检心律绝对不齐，心音强弱不一、脉搏短绌。室扑与室颤是心源性猝死的原因之一，患者突然意识丧失、抽搐，体检脉搏消失，血压下降为零，心音消失，继而呼吸停止。心电图特征：①房扑。P 波消失，代之以 250 ~ 350 次 /min、形态、间隔、振幅相同的有规律的 F 波；QRS 波群多为室上性，房室传导比例多为（2 ~ 4）：1。②房颤。P 波消失，代之以 350 ~ 600 次 /min、形态、间隔及振幅绝对不规则的 f 波；QRS 波群多呈室上性；RR 间隔绝对不等。③室扑与室颤。P-QRS-T 波群消失，室扑时代之以均匀连续大幅度波动，其频率为 150 ~ 300 次 /min；室颤则表现为形态、频率、振幅完全不规则的波动，其频率为 300 次 /min。

（五）房室传导阻滞

房室传导阻滞系冲动在房室传导的过程中受到阻滞。按阻滞程度可分为三度，一度和二度房室传导阻滞为不完全性，三度为完全性。房室传导阻滞多见于冠心病、风湿性心脏病、心肌炎和洋地黄中毒等。一度房室传导阻滞多无症状，听诊第一心音减弱；二度房室传导阻滞在心室率慢时可引起心悸、头晕及胸闷等症状，听诊除有心脏病杂音外，心律不规则；三度房室传导阻滞轻者可无症状或感头晕、心悸，重者可引起晕厥、抽搐，即阿 – 斯综合征发作，听诊心律慢而规则，30 ~ 50 次 /min、第一心音响亮亢进（大炮音）等。

心电图特征：①一度房室传导阻滞。PR 间期＞ 0.20 s，每个 P 波后均有 QRS 波群。②二度室传导阻滞。Ⅰ型，PR 间期逐渐延长，RR 间期逐渐缩短，若干个心搏后有 QRS 波群脱漏（文氏现象）；Ⅱ型，一系列正常心搏后突然出现 QRS 波群脱漏。③三度室传导阻滞。心房、心室各自均匀搏动，心室率慢于心房率，如果阻滞部位较高，QRS 波群为室上性，反之 QRS 波群宽大畸形。

（六）心室内传导阻滞

指希氏束分叉以下的传导阻滞，一般分为左、右束支及左束支前和后分支传导阻滞。心脏听诊无特异性发现。心电图特征：①右束支传导阻滞。QRS 波群时限≥ 0.12 s，Ⅰ导联 S 联波增宽，V_1、V_2 导联呈 rsR′ 型，V_5、V_6 导联 R 波窄高，S 波宽，T 波与 QRS 波群主波方向相反。②左束支传导阻滞。QRS 波群时限≥ 0.12 s，V_1、V_2 导联呈 rS 或 QS 波，Ⅰ导联及 V_5、V_6 导联 R 波增宽、顶部有切迹、T 波与 QRS 波群主波方向相反。

二、辅助检查

心律失常发作时的心电图记录是确诊心律失常的重要依据。应包括较长的Ⅱ导联或 V_1 导联记录。注意 P 和 QRS 波形态、P-QRS 关系、PP 间期、PR 间期与 RR 间期，判断基本心律是窦性还是异位。房室独立活动时，找出 P 波与 QRS 波群的起源（选择Ⅱ、aVF、aVR、V_1 和 V_5、V_6 导联）。P 波不明显时，可试加大电压或加快纸速，作 P 波较明显的导联的长记录。必要时还可以用食管导联或右房内电图显示 P 波。经上述方法有意识地在 QRS、ST 和 T 波中寻找但仍未见 P 波时，考虑有房颤、房扑、房室交界区性逸搏或心房停顿等可能。通过逐个分析提早或延迟心搏的性质和来源，最后判断心律失常的性质。

动态心电图通过 24 h 连续心电图记录可能记录到心律失常的发作，自主神经系统对自发心律失常的影响，自觉症状与心律失常的关系，并评估治疗效果。然而难以记录到不经常发作的心律失常。

有创性电生理检查除能帮助确诊缓慢性心律失常和快速心律失常的性质外，还能在心律失常发作间歇应用程序电刺激方法判断窦房结和房室传导系统功能，诱发室上性和室性快速心律失常，确定心律失常起源部位，评价药物与非药物治疗效果，以及为手术、起搏或消融治疗提供必要的信息。

信号平均心电图又称高分辨体表心电图，可能在体表记录到标志心室肌传导延缓所致局部心肌延迟除极的心室晚电位。心室晚电位的存在是折返形成的重要基础，因此记录到心室晚电位的患者，其室性心动过速、心室颤动和猝死发生的危险性相应增高。

运动试验可能在心律失常发作间歇时诱发心律失常，因而有助于间歇发作心律失常的诊断。抗心律失常药物（尤其是致心室内传导减慢的药物）治疗后出现运动试验诱发的室性心动过速，可能是药物致心律失常作用的表现。

三、诊断

心律失常性质的确诊大多要依据心电图，但相当一部分患者可根据病史和体征作出初步诊断。医生在诊断时详细追问发作时心率、节律（规则与否、漏搏感等），发作起止与持续时间，发作时有无低血压、晕厥或近乎晕厥、抽搐、心绞痛或心力衰竭等表现，以及既往发作的诱因、频率和治疗经过，有助于判断心律失常的性质。

发作时体检应着重于判断心律失常的性质及心律失常对血流动力状态的影响。听诊心音了解心室搏动率的快、慢和规则与否，结合颈静脉搏动所反映的心房活动情况，有助于作出心律失常的初步鉴别诊断。心率缓慢（< 60 次 /min）而规则的以窦性心动过缓、2∶1 或 3∶1 或完全性房室传导阻滞、窦房传导阻滞、房室交界区性心律为多见。心率快速（> 100 次 /min）而规则的常为窦性心动过速、室上性心动过速、房扑或房性心动过速伴 2∶1 房室传导，或室性心动过速。窦性心动过速较少超过 150 次 /min，房扑伴 2∶1 房室传导时心室率常固定在 150 次 /min 左右。不规则的心律中以期前收缩最常见，快而不规则者以房颤或房扑、房性心动过速伴不规则房室传导阻滞为多；慢而不规则者以房颤（洋地黄治疗后）、窦性心动过缓伴窦性心律不齐、窦性心律合并不规则窦房或房室传导阻滞为多见。心律规则而第一心音强弱不等（大炮音），尤其是伴颈静脉搏动间断不规则增强（大炮波）的，提示房室分离，多见于完全性房室传导阻滞或室性心动过速。

颈动脉窦按摩对快速性心律失常的影响可用于鉴别诊断心律失常的性质。为避免发生低血压、心脏停搏等意外，应使患者在平卧位有心电图监测下进行，老年人慎用，有脑血管病变者禁用。每次按摩一侧颈动脉窦，一次按摩持续时间不超过 5 s，可使房扑的室率成倍下降，还可使室上性心动过速立即转为窦性心律。

发作间歇期体检应着重于寻找有无高血压、冠心病、瓣膜病、心肌病、心肌炎等器质性心脏病的证据。常规心电图、超声心动图、心电图运动负荷试验、放射性核素显影、心血管造影等无创和有创性检查有助于确诊或排除器质性心脏病。

四、治疗

对心律失常患者的治疗，首先要有正确的心电图诊断，进一步确定引起心律失常的可能病因。心律失常是否需要治疗取决于患者的症状、基础心脏疾病的严重程度、心律失常的严重程度、对血流动力学的影响及诱因等。治疗的目的是缓解或消除心律失常引起的症状，纠正心律失常引起的血流动力学障碍，阻止心律失常对心脏及人体的进一步损害，从而延长患者生命。治疗措施的选择取决于医生对心律失常病因和机制的确切理解，对心律失常带来的风险和治疗风险效益比的准确评估。

心律失常治疗原则有以下几点：①原发疾病和诱因的治疗。②发作时终止心律失常，维持正常或接近正常的血液循环状态，减轻或消除症状，预防复发和猝死。③治疗措施有药物治疗、非药物治疗，包括电学治疗（如电复律、起搏器治疗、消融等）和外科手术治疗。

（一）室上性心动过速

室上性心动过速大多属于阵发性，可见于无器质性心脏病及有器质性心脏病患者。室上性心动过速发生的主要电生理基础是折返，少数为自律性异常增高或触发活动异常引起，折返可以发生在心脏的任何部位，如窦房结、房室结、心房和旁路等。

1. 终止急性发作

对发作时无明显血流动力学障碍的患者，有些可通过刺激迷走神经，如颈动脉窦按摩、咽喉刺激、冷水浸脸、屏气等终止心动过速。可选用静脉抗心律失常药物，如普罗帕酮、维拉帕米、艾司洛尔、美托洛尔、腺苷和胺碘酮等。若血流动力学不稳定，最有效的处理方法是直流电转复。

2. 预防复发

长期预防用药远不如终止发作简单，对正常心脏结构患者，若发作不频繁，发作时血流动力学影响较小，可不长期使用预防复发的药物；对发作频繁影响正常生活和工作，发作时产生明显血流动力学障碍，使原有心脏病症状加重或恶化者，应首先考虑射频消融根治，不接受手术者才考虑药物治疗。

（二）心房颤动

房颤是最常见的持续性心律失常，发生率随年龄而增加，流行病学资料表明＞65 岁人群的发病率可达 6%，男性较女性稍高，房颤对临床的危害主要是增加血栓栓塞的危险。近 10 年来，心房颤动的治疗手段取得了重大的发展。房颤患者治疗的目标是缓解症状、减少住院、减少心血管事件、提高生存率和生活质量，不再单纯追求严格控制心室率和恢复窦性心律。评价房颤患者临床症状的严重性推荐使用欧洲心律学会（EHRA）房颤相关症状积分进行分级。根据患者个体风险效益比来决定维持窦性心律或控制心室率。

1. 节律控制

节律控制主要包括两项内容：①恢复窦性心律。②减少房颤复发，维持窦性心律。维持窦性心律的优点是：缓解症状；提高生活质量；减少脑卒中的危险；减轻或消除心房结构和电的重构。缺点是：可选择的药物有限；抗心律失常药物（AAD）不良反应大；维持窦性心律的比例较低，总体疗效不佳。

转复新发房颤（<48 h）主要依据血流动力学的变化观察是否稳定，不稳定者采用电复律立即纠正，稳定者可选胺碘酮、普罗帕酮、伊布利特等。持续时间大于48 h或发作时间不明确的房颤患者，都应在抗凝前提下进行复律和维持窦性心律，或在复律前先接受超声心动图检查明确是否有血栓存在，一般药物可选胺碘酮、决奈达隆、普罗帕酮、伊布利特、索他洛尔等。

由于胺碘酮在长期使用中常引起较严重的心外毒副作用，这限制了它在房颤治疗中的长期应用。荟萃分析表明，胺碘酮治疗1~2年的患者中，因药物不良反应导致的停药率高达23%。决奈达隆在分子结构上缺少胺碘酮含碘部分，可避免造成心外毒副作用，其抗心律失常作用与胺碘酮相似，脂溶性低，口服后更快达到稳定的血药浓度，用药5~7 d达到稳态血浆浓度，主要经粪便排出，对甲状腺功能几乎没有影响，主要的不良反应是恶心、呕吐、腹泻等胃肠道反应和血肌酐水平的增高。与胺碘酮相比，决奈达隆的促心律失常作用尤其是引起尖端扭转性室速的危险更小。目前的临床研究结果显示，决奈达隆长期治疗维持窦性心律的有效率为35%左右，而胺碘酮的有效率为60%以上。

2. 心室率控制

心房颤动节律控制随访研究（AFFIRM）共入选4 060例年龄>65岁的房颤患者，分为心室率控制组和节律控制组，平均随访3.5年。结果显示，一级终点事件死亡率两组间差异无统计学意义（P=0.06），但心室率控制组可以轻微降低死亡率，而节律控制组死亡率有增加趋势，卒中的发生率两组没有区别，节律控制组7.3%，心室率控制组5.7%。荟萃分析结果显示，心室率控制和节律控制两组全因性病死率分别是13.0%和14.6%（P=0.09），两组间差异无统计学意义，但心室率控制可能更好。另一项国际多中心观察性研究Record-AF注册研究再次验证了房颤节律和室率控制疗效相当。5 604例心房颤患者入选，入选标准为年龄≥18岁、房颤病史<1年、适合药物治疗，除外手术后房颤和由可逆性病因所诱发的房颤患者，随访1年。主要复合终点为治疗成功率和主要不良心脏事件[心血管死亡、心肌梗死、卒中、因短暂性脑缺血发作（TIA）住院治疗等]发生率。治疗成功指满意维持窦性心律或控制心率、未发生主要不良心脏事件且无须更改治疗方案。结果显示节律控制组治疗成功的比值（OR）为1.67，临床因素（冠心病、心力衰竭、年龄>75岁、卒中或TIA病史）是治疗失败的预测因素；主要不良事件发生率相似。故最新的观点认为窦性心律强化控制并不能改善病死率；而心室率的良好控制或许有益。控制心室率的优势是：①控制心室率能显著减轻症状，部分患者可消除症状。②与心律转复相比，控制心室率较易达到。③很少或不会引起窒息性心律失常作用。控制心室率的劣势是：①心室率不规则，部分患者仍有症状。②快速心室率被控制后血流动力学状态虽会得到改善，但不规则心室率与规则（窦性）心室率相比，后者的血流动力学状态更好些。③少数患者为维持适当心室率所需用的药物可能导致心室率很慢，需要置入永久性起搏器。④房颤持续存在有脑卒中高危因素的患者需华法林抗凝治疗。心室率控制的目标是静息时为 60 ～ 80 次 /min，中等程度活动时为 90 ～ 115 次 /min。

对永久性房颤患者如无症状或症状能耐受，把心率控制在 110 次 /min 以下即可；但如有症状或心脏扩大，则严格控制心率。严格控制心率者应采用动态心电图评估其安全性，以避免产生严重窦性心动过缓。β 受体阻滞剂、非二氢吡啶类药物（如维拉帕米）和地高辛仍然是控制心室率的首选药物，地高辛是心力衰竭伴房颤的首选药物。对慢性阻塞性肺疾病者多选用维拉帕米。

3. 药物预防血栓栓塞

房颤是卒中和血栓形成的主要原因，但房颤患者卒中的风险并不一致，因此对房颤患者应进行卒中风险的评估，应进一步采用相应的抗血栓治疗。非瓣膜性房颤患者卒中和血栓栓塞形成的危险因素分为主要危险因素和临床相关的非主要危险因素。主要危险因素是既往卒中、TIA、血栓栓塞史。临床相关非主要危险因素是心力衰竭或中、重度左心室收缩功能减退且左心室射血分数（LVEF）≤ 40%，原发性高血压病，糖尿病，年龄 65 ～ 74 岁，女性，血管疾病。

由于房颤患者发生血栓栓塞的风险明显增高，因此抗凝治疗是房颤治疗中的重要环节，只要没有抗凝治疗禁忌证，都应接受抗凝治疗。现阶段抗凝治疗主要是抗凝剂华法林和抗血小板药阿司匹林、氯吡格雷等。对使用华法林者，将国际标准化比值（INR）控制在 2 ～ 3。由于应用华法林较阿司匹林使严重脑出血事件增加 1.7 倍左右，为保证华法林用药的安全性和有效性，需定期监测 INR 来调整华法林的剂量。高龄是房颤的高危因素，老年患者又是房颤的主要人群，作为高出血风险的老年人尤其是年龄＞ 75 岁者，是否可以采用更低的 INR 治疗窗？日本一项比较实际的临床情况下老年房颤患者采用低强度华法林的研究表明，INR 控制在 1.5 ～ 2.5 的华法林剂量对老年房颤患者安全有效。目前发表的研究支持有中到高危卒中风险的房颤患者口服华法林抗凝治疗，但不适合有极高出血风险的患者。

电复律或药物复律均可导致栓塞，提前抗凝治疗有可能减少栓塞的风险，目前的建议是对房颤持续时间不明或持续时间＞ 48 h 的患者，在复律前 3 周及复律后 4 周使用华法林，推荐 INR 变为 2.0 ～ 3.0 后复律，对高危患者复律后应长期进行抗凝治疗。另一种方法是复律前行经食管超声心动图检查，若未发现左心房血栓，静脉应用肝素后可进行复律。对房颤持续时间＜ 48 h 者，复律前给予肝素治疗，若无危险因素，复律后不需长期进行口服抗凝治疗。

4. 外科手术

外科手术治疗房颤已经有 30 余年历史。目前，Cox 迷宫术已经发展到 Ⅲ 型。经典外科迷宫术的主要缺陷是技术难度较大、手术时间和体外循环时间较长、创伤性较大，广泛开展这一技术有一定的困难。现在的发展趋势是手术消融，在心脏外科手术时应用各种能量在心房内消融，消融的径线根据Ⅲ型迷宫术的切口径线和经导管消融的径线来设计，在保证房颤治疗有效性的同时可缩短手术时间，减少手术创伤，降低并发症的发生率。房颤外科治疗的主要适应证包括需行其他心脏手术的房颤、导管消融失败的症状性房颤。

（三）室性期前收缩

室性期前收缩，可见于器质性心脏病和健康人，其预后因不同的心脏情况有很大差异，应对患者进行危险分层。近年来的临床观察研究发现一小部分频发室性期前收缩的患者可诱发心肌病，但频发室性期前收缩引起心肌病的确切机制尚不清楚，推测的原因是长期频发室性期前收缩可能导致心肌能量储备耗竭，心内膜下至心外膜下血流比异常，从而使冠状动脉血流减少引起心肌缺血，细胞外基质重构。β肾上腺素反应性降低，自由基氧化应激损伤，最终引起心功能不全。24 h 室性期前收缩数占总心搏数的比例达多少时可引起心肌病的临界值尚需进一步研究，单次 24 h 心电图检查不能真实反映心律失常负荷。有学者认为 24 h 室性期前收缩总数超过 5 000 次时就有引起心肌病的可能；另有研究者认为当 24 h 室性期前收缩总数超过总心搏数的 20% 时才会诱发心肌病；但亦有研究者发现 24 h 室性期前收缩总数占总心搏数的 4% 时（其中 42% 为二联律，无连续 5 个以上室性期前收缩）也可诱发心肌病。故应根据危险分层，制订个体化的治疗方案以改善室性期前收缩患者的生存状况和生活质量。

经详细检查确诊不伴有器质性心脏病的室性期前收缩，即使 24 h 动态心电图监测属于频发或少数复杂（多形、成对、成串）的，其预后一般也良好，不一定给予常规抗心律失常药物治疗。首先应去除患者的诱因，对精神紧张和焦虑者可给予镇静剂或小剂量 β 受体阻滞剂，以缓解患者的症状。对一些心理压力大症状严重，影响正常生活者，可考虑使用抗心律失常药（如美西律、普罗帕酮、胺碘酮等）。

经详细检查确诊伴有器质性心脏病的室性期前收缩，特别是复杂（多形、成对、成串）同时伴有心功能不全者，一般预后较差。根据病史、室性期前收缩的复杂程度、左心室射血分数，并参考信号平均心电图和心律变异性分析进行危险分层。越是高危的患者越要加强治疗。在治疗原发疾病、控制诱因的基础上，可选用 β 受体阻滞剂及合适的抗心律失常药。我国学者证实，对非心肌梗死的器质性心脏病患者，普罗帕酮、美西律和莫雷西嗪是有效且比较安全的。对心肌梗死的患者，β 受体阻滞剂是目前唯一既可以抑制室性期前收缩，又可以降低病死率的药物。胺碘酮对治疗伴有冠心病的室性期前收缩比较安全，但欧洲心肌梗死胺碘酮研究（EMIAT）和加拿大胺碘酮心肌梗死心律失常研究（CAMIAT）都未能证实胺碘酮可以降低总死亡率。

对疑频发室性期前收缩导致心功能减退引起心肌病的患者，可考虑射频消融进行根治性治疗（成功率高达 80%）。医生也可以在射频手术前给予 β 受体阻滞剂或抗心律失常药，如果患者室性期前收缩明显减少，心肌功能有明显改善，可选择继续药物。多数情况下，射频消融术前医生无法确定频发室性期前收缩是否为心力衰竭的直接原因，故消融术后应定期随访，进一步确定室性期前收缩和心力衰竭的关系。虽然射频消融可以改善和恢复这一人群的心肌功能，但能否降低其死亡率是一个有待进一步研究的临床问题。

（四）室性心动过速

室性心动过速，简称室速，指异位激动起源于希氏束分支以下的一组快速性心律失常，频率 100 ~ 250 次 /min，自发的异位心搏至少连续 3 个，心电程序刺激下的至少连续 6 个。持续性室速指发作持续时间 > 30 s，或未达 30 s 但已发生血流动力学障碍。非持续性室速指发作持续时间 < 30 s。室速发作时症状可以轻微，也可以表现为严重的血流动力学障碍（晕厥、心脏停搏）。根据 QRS 波形特征将室性心动过速分为单形性和多形性；根据起源部位分右室流出道室速、左室流出道室速、分支型室速；根据对药物的敏感性分维拉帕米敏感性室速和腺苷敏感性室速；基础心脏病分致心律失常性右室心肌病室速、缺血性室速等。在临床实践中，常把两类结合起来分为单形性持续性和非持续性室速；多形性持续性和非持续性室速。室速的分类很多，各有优缺点，这从一个侧面反映了室性心动过速的复杂性。在室速中，器质性心脏病占 85% ~ 90%，其中最常见的是心肌梗死及心肌病。特发性室速是指排除了存在明显器质性心脏病的患者所发生的室速。治疗应根据患者的心脏疾病背景、室速的类型及发作时血流动力学状态选择治疗方案。

1. 对血流动力学不稳定的室速患者

应采用电复律迅速终止发作，开始选 150 ~ 200 J，情况紧急时可直接选 300 ~ 360 J。对表现为反复或持续性室速的患者，静脉使用胺碘酮较其他抗心律失常药通常更有效。对伴发电风暴的患者 β 受体阻滞剂有效，必要时可静脉应用。当室速患者存在心肌缺血、电解质紊乱、低血压、缺氧、使用致心律失常药物等病因或诱因时，应尽早纠正。

2. 对血流动力学稳定的室速患者

可先静脉应用利多卡因、普鲁卡因胺、胺碘酮等终止发作，无效时可电复律。

Ⅰ类：①室颤或血流动力学不稳定的持续室速引起的心搏骤停存活者，经过仔细评估明确原因且完全排除可逆因素后。②合并自发持续室速的器质性心脏病患者，无论血流动力学是否稳定。③不明原因的晕厥患者，伴随电生理检查诱发的临床相关血流动力学不稳定持续室速或室颤。④心肌梗死所致 LVEF < 35%，且心肌梗死 40 d 以上，美国纽约心脏病学会心功能分级（NYHA）Ⅱ 或Ⅲ级。⑤ NYHA Ⅱ 或Ⅲ级，LVEF ≤ 35% 的非缺血性心肌病。⑥心肌梗死所致 LVEF < 30%，且心肌梗死

40 d 以上，NYHA Ⅰ级。⑦心肌梗死所致非持续室速，LVEF < 40% 且电生理检查诱发出室颤或持续室速。

Ⅱa 类：①原因不明的晕厥，伴显著左心室功能障碍的非缺血性心肌病。②心室功能正常或接近正常的持续室速。③肥厚型心肌病，有 1 项以上心脏性猝死主要危险因素。④致心律失常性右心室发育不良心肌病，有 1 项以上心脏性猝死主要危险因素。⑤服用 β 受体阻滞剂期间有晕厥和（或）室速的长 QT 综合征。⑥在院外等待心脏移植。⑦有晕厥史的 Brugada 综合征。⑧没有引起心搏骤停，但有明确室速记录的 Brugada 综合征。⑨服用 β 受体阻滞剂期间有晕厥和（或）记录到持续室速的儿茶酚胺敏感的多形性室速。⑩心脏肉瘤病、巨细胞心肌炎或 Chagas 疾病。

Ⅱb 类：① LVEF ≤ 35% 且 NYHA Ⅰ级的非缺血性心肌病。②有心脏性猝死危险因素的长 QT 综合征患者。③合并严重器质性心脏病的晕厥患者，全面的有创和无创检查不能明确病因的情况下。④有猝死史的家族性心肌病患者。⑤左心室心肌致密化不全患者。

Ⅲ类：①满足以上Ⅰ、Ⅱa 和Ⅱb 类指征，但患者不能以较好的功能状态生存 1 年以上。②连续不断或发作频繁的室速或室颤患者。③存在明显的精神疾病，且可能由于植入型心律转复除颤器（ICD）植入而加重，或不能进行系统随访。④ NYHA Ⅳ级，不适合心脏移植或心脏再同步化（CRT）治疗的顽固性心力衰竭。⑤不合并器质性心脏病的不明原因晕厥患者，且无诱发的室性心律失常。⑥手术或导管消融可治愈的室颤或室速（如预激综合征合并快房颤所致的室颤、特发性室速，或无器质性心脏病的分支相关性室速）患者。⑦无器质性心脏病患者，由完全可逆因素（如电解质紊乱、药物或创伤）引起的室性快速性心律失常。

ICD 局限性主要有以下几个方面：①清醒时电击，患者极度痛苦，轻者产生恐惧，重者精神失常。②价格贵，蓄电量和电击次数有限，不适合儿童和心律失常频繁发作者。③由室上性心律失常、误感知 T 波和肌电干扰等触发不适当电击。④发生导线断裂、移位、穿孔和感染等。⑤因机械故障、不适当电击诱发室颤、电风暴时电击程序结束等因素，约 5% 的患者 ICD 未能防止心脏性猝死。

在我国的临床实践中，虽可根据 ACC/AHA/HRS 指南选择 ICD 治疗，但也不是唯一的选择，可结合患者的临床和经济情况，权衡药物、消融、外科手术和 ICD 治疗的风险和受益，选择一种最适合患者的治疗方案。

3. 外科手术

室速的外科治疗主要是经手术切除室壁瘤、室速起源病灶组织或切断折返环以消除室速。应用最广泛的是室速起源部位的心内膜做 1 ~ 2 cm 深的切口以切断折返环，手术后通常也需合并应用抗心律失常药物。限制手术治疗广泛应用的主要问题是手术死亡率可高达 14%，因此，只作为二线治疗手段。此外，有报道称，外科手术对肥厚型心肌病的肥厚室间隔切除可能有效。

4. 导管消融

主要用于室速反复发作、药物难以控制、无明显器质性心脏病的特发性室速患者。最适合消融治疗的室速类型是：起源于右室流出道的室速；起源于左室近室间隔部位的室速。这两种室速的消融治疗成功率可超过 90%。对冠心病特别是陈旧性心肌梗死所致的室速患者，一般认为适用于药物不能控制频繁发作和已植入 ICD，但室速反复发作致 ICD 频繁放电。对这类患者在有经验的治疗中心报道的成功率为 60% ~ 70%。

总之，在确定治疗方案前，首先应明确室速的类型，其次应考虑有无基础心脏疾病，心功能状态，发作时临床症状的严重程度及是否存在可逆性病因。对临床预后意义不明确者，可行电生理检查，若诱发出持续性室速或室颤，则为 ICD 治疗的适应证。

第二节　原发性高血压

一、临床表现

原发性高血压起病隐匿，进展缓慢，病程长。初期较少症状，患者多诉头晕、头胀、失眠、健忘、耳鸣、乏力、多梦、易激动等。部分患者出现了高血压所致的严重并发症和靶器官功能性或器质性损害的相应症状和临床表现时才就医。

并发症：长期的高血压可导致左心室肥厚、心脏扩大及心功能不全。高血压也是动脉硬化及冠心病的主要危险因素，可合并闭塞性周围血管病及冠心病；血压突然显著升高可产生高血压脑病，表现为患者剧烈头痛、呕吐、视力减退，甚至抽搐、昏迷等。老年高血压患者常合并脑动脉硬化，可出现 TIA 或脑卒中。高血压也可引发肾损害，最终可导致慢性肾功能衰竭。

二、辅助检查

1. 基本项目

血液生化（钠、钾、空腹血糖、总胆固醇、甘油三酯、高密度脂蛋白胆固醇、低密度脂蛋白胆固醇和尿酸、肌酐）；全血细胞计数、血红蛋白和血细胞比容；尿液分析（蛋白、糖和尿沉渣镜检）；心电图。

2. 推荐项目

24 小时动态血压监测；超声心动图；颈动脉超声；眼底；胸部 X 线检查；餐后 2 小时血糖；血同型半胱氨酸；尿白蛋白定量、尿蛋白定量；脉搏波传导速度以及踝肱血压指数。

3. 选择项目

血浆肾素活性、血和尿醛固酮；血和尿皮质醇；血浆游离甲氧基肾上腺素及甲氧基去甲肾上腺素；血和尿儿茶酚胺；肾和肾上腺超声、计算机断层扫描（CT）或磁共振成像（MRI）；睡眠呼吸监测。

三、诊断

非同日测量三次血压值收缩压均 ≥ 140 mmHg[①] 和（或）舒张压均 ≥ 90 mmHg；患者既往有高血压史，正在使用降压药物；家庭自测血压收缩压 ≥ 135 mmHg 和（或）舒张压 ≥ 85 mmHg；24 小时动态血压收缩压平均值 ≥ 130 mmHg 和（或）舒张压 ≥ 80 mmHg，白天收缩压平均值 ≥ 135 mmHg 和（或）舒张压平均值 ≥ 85 mmHg，夜间收缩压平均值 ≥ 120 mmHg 和（或）舒张压平均值 ≥ 70 mmHg。

四、治疗

高血压治疗的总体原则是采取对患者影响最小的治疗方式而最大限度地保护靶器官功能。

（一）非药物治疗

①减肥、控制体重，超重是高血压独立危险因素，减肥和控制体重不仅有助于降低血压和减少降压药用量，也能降低冠心病和其他心脑血管疾病及糖尿病的患病率；②低盐饮食，高血压患者应将每日钠摄入量控制不超过 2 000 mg（相当于食盐5 g）；③体育运动，适当体育锻炼和体力劳动，能缓解精神紧张，也有利于减轻体重控制肥胖；④戒烟酒，吸烟和饮酒与高血压明显相关，也是其他心脑血管疾病的重要危险因素，戒烟酒有利于控制血压。

（二）药物治疗

降压药的选择主要取决于药物对患者的降压效果和不良反应。对每个具体患者来说，能有效控制血压并适宜长期治疗的药物就是合理的选择。在选择过程中，还应该考虑患者靶器官受损情况和有无糖尿病、血脂代谢异常等，以及降压药与其他常用药物之间的相互作用。目前常用降压药物有五大类，即利尿剂、β 受体阻滞剂、钙通道阻滞剂（CCB）、血管紧张素转换酶抑制剂（ACEI）和血管紧张素 Ⅱ 受体拮抗剂（ARB）。

1. 利尿剂

利尿剂使细胞外液容量降低、心排血量降低，并通过利钠作用使血压下降。单独使用首选药治疗轻、中度高血压，尤其适用于老年人收缩期高血压及心力衰竭伴高血压的治疗，也可与其他降压药合用治疗重度高血压。利尿剂包括噻嗪类、祥利尿剂和保钾利尿剂三类。

噻嗪类：氯噻酮用量 12.5 ~ 25 mg，1 日 1 次；氢氯噻嗪 6.25 ~ 25 mg，1 日1 次；吲达帕胺 0.625 ~ 2.5 mg，1 日 1 次。噻嗪类利尿剂长期应用可引起低血钾、

---

① 1mmHg ≈ 133.32 Pa。

高血糖、高尿酸血症和高胆固醇血症，因此糖尿病及高脂血症患者应慎用，痛风患者禁用。

袢利尿剂：呋塞米用量 20 ～ 80 mg，1 日 1 ～ 2 次；托拉塞米用量 5 ～ 10 mg，1 日 1 次。袢利尿剂作用迅速，但过度使用可致低钾血症、低血压。保钾利尿剂多与袢利尿剂合用以减少低钾血症的发生。

保钾利尿剂：多联合袢利尿剂、醛固酮拮抗剂使用。最佳适应证是用于醛固酮增多所致高血压患者，螺内酯 25 ～ 50 mg，1 日 1 ～ 2 次；依普利酮 50 ～ 100 mg，1 日 1 ～ 2 次；氨苯蝶啶 50 ～ 100 mg，1 日 1 ～ 2 次。

2. β 受体阻滞剂

β 受体阻滞剂通过降低心排血量、抑制肾素释放并通过交感神经突触前膜阻滞使神经递质释放减少，从而使血压下降。β 受体阻滞剂降压作用起效较强而且迅速，适用于不同程度高血压患者，尤其是心率较快的中、青年患者或合并有心绞痛、慢性心力衰竭的高血压患者。

选择性 β 受体阻滞剂：美托洛尔 50 ～ 100 mg，1 日 2 次；美托洛尔缓释剂 47.5 ～ 190 mg，1 日 1 次；比索洛尔 2.5 ～ 10 mg，1 日 1 次。

非选择性 β 受体阻滞剂：普萘洛尔 20 ～ 90 mg，1 日 2 ～ 3 次。

α、β 受体双重阻滞剂：卡维地洛 12.5 ～ 50 mg，1 日 2 次；拉贝洛尔 200 ～ 600 mg，1 日 2 次。

β 受体阻滞剂对心肌收缩力、房室传导及窦性心律均有抑制，可引起血脂升高、低血糖、末梢循环障碍、乏力及加重气管痉挛。因此充血性心力衰竭、支气管哮喘、糖尿病、病态窦房结综合征、房室传导阻滞、外周动脉疾病患者不宜用。

3. 钙通道阻滞剂

CCB 能够抑制细胞外 Ca^{2+} 的跨膜内流，降低血管平滑肌细胞内游离 Ca^{2+}，而使血管平滑肌松弛。CCB 还能减弱血管收缩物质如去甲肾上腺素及血管紧张素 Ⅱ 的升压反应。CCB 降压迅速，作用稳定，可用于各种程度的高血压，尤适用于老年高血压或合并稳定型心绞痛患者。CCB 包括二氢吡啶类和非二氢吡啶类，在作用时间上分短效和长效，在临床上用于降压治疗多选用长效。

二氢吡啶类：硝苯地平缓释片 10 ～ 80 mg，1 日 2 次；尼卡地平缓释片 60 ～ 120 mg，1 日 2 次；尼卡地平 40 ～ 80 mg，1 日 2 次；尼群地平 20 ～ 30 mg，1 日 2 ～ 3 次；尼莫地平缓释片 30 ～ 60 mg，1 日 2 次；拉西地平 4 ～ 8 mg，1 日 1 次；非洛地平 2.5 ～ 10 mg，1 日 1 次；氨氯地平 2.5 ～ 10 mg，1 日 1 次。

非二氢吡啶类：地尔硫䓬缓释剂 90 ～ 180 mg，1 日 1 次；维拉帕米缓释剂 120 ～ 480 mg，1 日 1 ～ 2 次。

CCB：可引起心率增快、充血、面部潮红、头痛、下肢水肿等，缓释、控释或长效制剂不良反应有所减少。维拉帕米和地尔硫䓬抑制心肌收缩及自律性和传导功能，因此不宜在心力衰竭、窦房结功能低下或心脏传导阻滞患者中应用。

4.血管紧张素转换酶抑制剂

通过抑制血管紧张素转换酶使血管紧张素Ⅱ生成减少，同时抑制激肽酶使缓激肽降解减少，两者均有利于血管扩张，使血压降低。ACEI对各种程度高血压均有一定降压作用，对伴有心力衰竭、左心室肥大、心肌梗死、糖耐量减低或糖尿病肾病蛋白尿等的高血压患者尤为适宜。

临床常用ACEI：卡托普利25～300 mg，1日2～3次；依那普利2.5～40 mg，1日2次；福辛普利10～40 mg，1日1次；赖诺普利2.5～40 mg，1日1次；培哚普利4～8 mg，1日1次；雷米普利1.25～20 mg，1日1次。

ACEI最常见的不良反应是干咳，可能与体内缓激肽增多有关，停药后即可消失。最严重的不良反应是血管神经性水肿，但少见。高钾血症、妊娠、双侧肾动脉狭窄患者禁用。

5.血管紧张素Ⅱ受体拮抗剂

ARB与ACEI类作用及适用人群大致相同，尤其适用于使用ACEI类药物干咳明显的患者。临床常用ARB：厄贝沙坦150～300 mg，1日1次；氯沙坦50～100 mg，1日1次；缬沙坦：80mg，未能充分控制血压的患者，日剂量可增至160 mg或加用利尿剂，1日1次；坎地沙坦：8～16 mg，1日1次。需要注意的是，不论服用哪种降压药，都需要做好血压监测，定期复查，预防药物不良反应或者高血压并发症的发生。

（三）几种特殊情况的高血压治疗

1.高血压急症和亚急症

患者多为长期高血压，因过度劳累、紧张和情绪激动等因素导致血压突然急剧升高，造成颅内高压或脑水肿，临床上出现头痛、呕吐、烦躁不安、视物模糊、黑蒙、抽搐、意识障碍甚至昏迷等症状。

治疗原则：应尽快降压，降压速度视原有基础血压情况而定。通常将升高部分血压下降25%～30%，然后维持数小时甚至数日再逐渐降至正常，切勿过快过度降压，避免出现脑血流低灌注。降压药物首选硝普钠，开始剂量为20 μg/min，视血压和病情可逐渐增至200～300 μg/min。近年来应用乌拉地尔（压宁定）或硝酸甘油代替硝普钠，取得了良好的效果。由嗜铬细胞瘤所致高血压危象，可首选酚妥拉明5～10 mg快速静脉注射，有效后静滴维持。制止抽搐可用地西泮、苯巴比妥钠等。此外，如颅内压增高或出现脑水肿，应给予脱水、利尿等处理以降低颅内压和减轻脑水肿。往往需待病情稳定后方可改为口服降压药，并积极控制诱发因素。

2.急进性高血压

患者短期内血压突然升高且持续不降，常突然头痛、头晕、视物模糊、心悸、气促等，病情发展迅速，易引起心、脑、肾等重要靶器官的损伤及并发症。患者舒张期血压常＞130 mmHg，可出现眼底出血、渗出和视盘水肿，若由继发性高血压所致者有相应临床表现。

治疗原则：急进型高血压若无心、脑、肾的严重并发症，则可采用口服降压药较缓慢地降压，通常 1 ~ 2 周把血压降至（140 ~ 150）/（95 ~ 100）mmHg，避免降压过多过快，造成脑供血不足和肾血流量下降而加剧脑缺血和肾功能不全。若患者出现高血压脑病、高血压危象或左心衰竭，则必须采用注射方法迅速降压，待血压降至安全范围（150 ~ 160）/（95 ~ 100）mmHg 后，再过渡到用口服降压药维持，并将血压控制在 < 140/90 mmHg。

3. 高血压合并左心衰竭

高血压是心力衰竭的主要病因之一，长期的高血压可导致左心室肥厚及心脏扩大，不但影响左心室舒张期顺应性，后期还可引起左心室收缩功能障碍，进而发生左心衰竭。

治疗原则：高血压合并左心衰竭的治疗关键是尽快降低心脏前、后负荷，降低血压。降压药物首选 ACEI，如出现咳嗽等不良反应，可选用 ARB 替代。β 受体阻滞剂通过抗交感神经过度兴奋作用，不但具有降压作用也有利于轻中度心力衰竭的治疗。利尿剂也是高血压合并心力衰竭常被选用的药物，首选袢利尿剂。CCB 一般不用于高血压合并明显心力衰竭者，除非血压难以控制。如患者血压显著升高的同时伴有明显心力衰竭症状，可选用硝普钠或硝酸甘油静脉用药，以快速纠正心力衰竭。

4. 高血压合并肾功能不全

高血压患者均有不同程度肾功能损害，尤其长期高血压且血压未控制者更易发生肾功能不全。

治疗原则：①应选用增加或不明显减少肾血流量、降压作用温和而持久的降压药。②一般宜从小剂量开始逐渐加量，达到目标血压后改用小剂量维持。③避免使用有肾毒性作用的药物。④经肾脏代谢或排泄的降压药，剂量应控制在常规剂量的 1/2 ~ 2/3。⑤伴肾功能不全的高血压患者，血压不宜降得过低，一般降到 140/90 mmHg 左右为宜。⑥双侧肾动脉狭窄和高钾血症者应避免使用 ACEI 或 ARB。高血压合并肾功能损害者一般选用 CCB，常与 β 受体阻滞剂合用。

五、预后

高血压患者的预后，不但要依据其血压水平，还应根据其危险因素或同时存在的其他疾病等因素综合考虑。

第二章 呼吸内科常见疾病诊疗

第一节 急性呼吸道感染

一、急性上呼吸道感染

急性上呼吸道感染简称"上感"，为外鼻孔至环状软骨下缘包括鼻腔、咽或喉部急性炎症的概称。主要病原体是病毒，少数是细菌。发病不分年龄、性别、职业和地区，免疫功能低下者易感。通常病情较轻、病程短、可自愈，预后良好，但由于发病率高，不仅影响工作和生活，有时还可伴有严重并发症，并具有一定的传染性，应积极防治。

（一）临床表现

不同类型的上感具有不同的临床表现。

1. 普通感冒

普通感冒为病毒感染引起，俗称"伤风"，又称急性鼻炎或上呼吸道卡他。起病较急，主要表现为鼻部症状，如打喷嚏、鼻塞、流清水样鼻涕，也可表现为咳嗽、咽干、咽痒或鼻部烧灼感甚至鼻后滴漏感。咽干、咳嗽和鼻后滴漏与病毒诱发的炎症介质导致的上呼吸道传入神经高敏状态有关。2～3 d鼻涕变稠，可伴咽痛、头痛、流泪、味觉迟钝、呼吸不畅、声嘶等，有时由于咽鼓管炎致听力减退。严重者有发热、轻度畏寒和头痛等。查体可见鼻腔黏膜充血、水肿有分泌物，咽部可为轻度充血。一般经5～7 d痊愈，伴并发症者可致病程迁延。

2. 急性病毒性咽炎和喉炎

急性病毒性咽炎由鼻病毒、腺病毒、流感病毒、副流感病毒以及肠病毒、呼吸道合胞病毒等引起。临床表现为咽痒和咽部灼热感，咽痛不明显。咳嗽少见。急性病毒性喉炎多为流感病毒、副流感病毒及腺病毒等引起，临床表现为明显声嘶、讲话困难，可有发热、咽痛或咳嗽，咳嗽时咽喉疼痛加重。查体可见喉部充血、水肿，局部淋巴结轻度肿大和触痛，有时可闻及喉部的喘息声。

3. 急性疱疹性咽峡炎

急性疱疹性咽峡炎多由柯萨奇病毒A引起，表现为明显咽痛、发热，病程约为1周。查体可见咽部充血，软腭、腭垂、咽及扁桃体表面有灰白色疱疹及浅表溃疡，周围伴红晕。多发于夏季，多见于儿童，偶见于成人。

4.急性咽结膜炎

急性咽结膜炎主要由腺病毒、柯萨奇病毒等引起。表现为发热、咽痛、畏光、流泪、咽及结膜明显充血。病程为 4～6 d，多发于夏季，由游泳传播，儿童多见。

5.急性咽扁桃体炎

病原体多为溶血性链球菌，其次为流感嗜血杆菌、肺炎链球菌、葡萄球菌等。起病急，咽痛明显、伴发热、畏寒，体温超过 39℃查体可发现咽部明显充血，扁桃体肿大、充血，表面有黄色脓性分泌物。有时伴有颌下淋巴结肿大、压痛，而肺部查体无异常体征。

（二）实验室检查

1.血液检查

因多为病毒性感染，白细胞计数水平常正常或偏低，伴淋巴细胞比例升高。细菌感染者可有白细胞计数与中性粒细胞增多和核左移现象。

2.病原学检查

因病毒类型繁多且明确类型对治疗无明显帮助，一般无须明确病原学检查。需要时可用免疫荧光法、酶联免疫吸附法、血清学诊断或病毒分离鉴定等方法确定病毒的类型。细菌培养可判断细菌类型并做药物敏感试验以指导临床用药。

（三）诊断与鉴别诊断

根据鼻咽部的症状和体征，结合血常规和胸部 X 线检查可作出临床诊断。一般无须病因诊断，特殊情况下可进行细菌培养和病毒分离，或病毒血清学检查等确定病原体。但须与初期表现为感冒样症状的其他疾病鉴别。

1.过敏性鼻炎

起病急骤，常表现为鼻黏膜充血和分泌物增多，伴有突发的连续打喷嚏、鼻痒、鼻塞、大量清涕，无发热，咳嗽较少。多由过敏因素如螨虫、灰尘、动物毛皮、低温等刺激引起。如脱离过敏原，数分钟至 2 h 症状即消失。检查可见鼻黏膜苍白、水肿，鼻分泌物涂片可见嗜酸性粒细胞增多，皮肤针刺过敏试验可明确过敏原。

2.流行性感冒

流行性感冒为流感病毒引起，可为散发，时有小规模流行，病毒发生变异时可大规模暴发。起病急，鼻咽部症状较轻，但全身症状较重，伴高热、全身酸痛和眼结膜炎症状。取患者鼻洗液中黏膜上皮细胞涂片，免疫荧光标记的流感病毒免疫血清染色，置荧光显微镜下检查，有助于诊断。快速血清 PCR 方法检查病毒，可供鉴别。

3.急性气管、支气管炎

表现为咳嗽咳痰，鼻部症状较轻，血白细胞计数水平可升高，胸部 X 线检查常可见肺纹理增强。

4. 急性传染病前驱症状

很多病毒感染性疾病前期表现类似，如麻疹、脊髓灰质炎、脑炎、肝炎、心肌炎等病。患病初期可有鼻塞、头痛等类似症状，应予重视。如果在上呼吸道症状1周内，呼吸道症状减轻但出现新的症状，需进行必要的实验室检查，以免误诊。

（四）治疗

由于目前尚无特效抗病毒药物，以对症处理为主，同时戒烟、注意休息、多饮水、保持室内空气流通和防治继发细菌感染。

1. 对症治疗

对有急性咳嗽、鼻后滴漏和咽干的患者应给予伪麻黄碱治疗以减轻鼻部充血症状，亦可局部滴鼻应用。必要时适当加用解热镇痛类药物。

2. 抗菌药物治疗

目前已明确普通感冒无须使用抗菌药物。除非有白细胞计数水平升高、咽部脓肿、咳黄痰和流鼻涕等细菌感染证据，可根据当地流行病学史和经验用药，可选口服青霉素、第一代头孢菌素、喹诺酮类。极少需要根据致病菌选用敏感的抗菌药物。

3. 抗病毒药物治疗

目前有流感病毒耐药现象，因此，如无发热、免疫功能正常、发病不超过2 d，一般无须应用。对于免疫缺陷患者，可早期常规使用。利巴韦林和奥司他韦有较广的抗病毒谱，对流感病毒、副流感病毒和呼吸道合胞病毒等有较强的抑制作用，可缩短病程。

4. 中药治疗

具有清热解毒和抗病毒作用的中药亦可选用，有助于改善症状，缩短病程。

二、急性气管–支气管炎

急性气管–支气管炎是由生物、物理、化学刺激或过敏等因素引起的急性气管–支气管黏膜炎症。多为散发，无流行倾向，年老体弱者易感。临床症状主要为咳嗽和咳痰，常发生于寒冷季节或气候突变时，也可由急性上呼吸道感染迁延不愈所致。

（一）临床表现

1. 症状

起病较急，通常全身症状较轻，可有发热。初为干咳或少量黏液痰，随后痰量增多，咳嗽加剧，偶伴血痰。咳嗽、咳痰可延续2～3周，如迁延不愈，可演变成慢性支气管炎。伴支气管痉挛时，可出现程度不等的胸闷气促。

2. 体征

查体可无明显阳性表现，也可以在两肺听到散在干、湿啰音，部位不固定，咳嗽后可减少或消失。

（二）实验室和其他辅助检查

外周血白细胞计数可正常。由细菌感染引起者，可伴白细胞计数和中性粒细胞增多，红细胞沉降率（血沉）加快。痰培养可发现致病菌。胸部 X 线检查大多为肺纹理增强。少数无异常发现。

（三）诊断与鉴别诊断

根据病史、咳嗽和咳痰等呼吸道症状，两肺散在干、湿啰音等体征，结合血常规和胸部 X 线检查，可作出临床诊断。病毒和细菌检查有助于病因诊断，需与下列疾病相鉴别。

1. 流行性感冒

起病急骤，发热较高，全身中毒症状（如全身酸痛、头痛乏力等）明显，呼吸道局部症状较轻。流行病史、分泌物病毒分离和血清学检查，有助于鉴别。

2. 急性上呼吸道感染

鼻咽部症状明显，咳嗽轻微，一般无痰。肺部无异常体征。胸部 X 线检查正常。

3. 其他

其他肺部疾病，如支气管肺炎、肺结核、肺癌、肺脓肿、麻疹、百日咳等多种疾病可表现为类似的咳嗽、咳痰表现，应详细检查，以资鉴别。

（四）治疗

1. 对症治疗

咳嗽无痰或少痰，可用右美沙芬、喷托维林等镇咳。咳嗽有痰而不易咳出，可选用盐酸氨溴索、溴己新、桃金娘油提取物化痰，也可雾化帮助祛痰。辨证使用中成药也可止咳祛痰。发生支气管痉挛时，可用平喘药如茶碱类、β_2 受体激动剂等。发热可用解热镇痛药对症处理。

2. 抗菌药物治疗

有细菌感染证据时应及时使用。可以首选新大环内酯类、青霉素类，亦可选用头孢菌素类或喹诺酮类等药物。多数患者口服抗菌药物即可，症状较重者可经肌内注射或静脉滴注给药，少数患者需要根据病原体培养结果指导用药。

3. 一般治疗

多休息，多饮水，避免劳累。

第二节　支气管哮喘

支气管哮喘简称哮喘，是一种以嗜酸性粒细胞、肥大细胞和 T 淋巴细胞等多种炎症细胞参与的气道慢性炎症性疾病。其炎症导致气道反应性增加，通常引起广泛性、可逆性的呼吸道阻塞症状。其表现特点为反复发作的喘息、呼气性呼吸困难，伴哮鸣音、胸闷、咳嗽等症状，可自行缓解或经治疗后缓解。

支气管哮喘是全球最常见的慢性病之一，全球约有 3 亿患者，我国的患病率为 1% ~ 4%。成人男女患病率大致相同，儿童发病率高于成人，发达国家高于发展中国家，城市高于农村。约 40% 的患者有家族史。

一、临床表现

（一）症状

前驱症状：在变应原引起的急性哮喘发作前往往有鼻子和黏膜的卡他症状，比如打喷嚏、流鼻涕、眼睛痒、流泪、干咳、胸闷等。

喘息和呼吸困难：是哮喘的典型症状，喘息的发作往往较突然。呼吸困难呈呼气性，表现为吸气时间短，呼气时间长，患者感到呼气费力，但有些患者感到呼气和吸气都费力。

咳嗽、咳痰：咳嗽是哮喘的常见症状，由气道的炎症和支气管痉挛而引起。干咳常是哮喘的前兆，哮喘发作时，咳嗽、咳痰症状反而减轻，以喘息为主。哮喘发作接近尾声时，支气管痉挛和气道狭窄减轻，大量气道分泌物需要排除时，咳嗽、咳痰可能加重，咳出大量白色泡沫样痰。有一部分哮喘患者哮喘急性发作时，以刺激性干咳为主要表现，无明显喘息症状，这部分哮喘称为咳嗽变异性哮喘。

胸闷和胸痛：哮喘发作时，患者可有胸闷和胸部发紧的感觉。如果哮喘发作较重，可能与呼吸肌过度疲劳和拉伤有关。突发的胸痛要考虑自发性气胸的可能。

（二）体征

哮喘的体征可与哮喘的发作有密切关系，在哮喘缓解期可无任何阳性体征。在哮喘急性发作期，根据病情严重程度不同可有不同的体征。

一般体征：哮喘患者在发作时，精神一般比较紧张，呼吸加快，端坐呼吸，严重时可出现口唇和手指（脚趾）发绀。

呼气延长和双肺哮鸣音：在胸部听诊时可听到呼气时间延长而吸气时间缩短，伴有双肺如笛声的高音调，称为哮鸣音。这是小气道梗阻的特征。双肺哮鸣音在呼气时较为明显，称呼气性哮鸣音。很多哮喘患者在吸气和呼气都可闻及哮鸣音。单侧哮鸣音突然消失要考虑自发性气胸的可能。在哮喘严重发作，支气管发生极度狭窄，出现呼吸肌疲劳时，喘鸣音反而消失，成为"沉默肺"，是病情危重的表现。

肺过度膨胀特征：即肺气肿体质。表现为胸腔的前后径扩大，肋间隙增宽，叩诊音过清音，肺肝浊音界下降，心浊音界缩小。长期哮喘的患者可有桶状胸，儿童可有鸡胸。

奇脉：重症哮喘患者发生奇脉是吸气期间收缩压下降幅度增大的结果。这种吸气期收缩压下降的程度和气流受限的程度相关，它反映呼吸肌对胸腔压波动的影响程度明显增加。呼吸肌疲劳的患者不再产生较大的胸腔压波动，奇脉消失。严重的奇脉是重症哮喘的可靠指征。

呼吸肌疲劳的表现：表现为辅助呼吸肌的动用，肋间肌和胸锁乳突肌的收缩，还表现为反常呼吸，即吸气时下胸壁和腹壁向内收。

重症哮喘的体征：随着气流受限的加重，患者变得更窘迫，说话不连贯，皮肤潮湿，呼吸和心率加快，并出现奇脉和呼吸肌疲劳的表现。呼吸疲劳 > 25 次 /min，心率 > 110 次 /min，奇脉 > 25 mmHg 是重症哮喘的指征。患者垂危状态时可出现沉默肺或呼吸乏力、发绀、心动过缓、意识恍惚、昏迷等表现。

二、实验室和其他检查

（一）痰液检查

如患者无痰咳出时可通过诱导痰方法进行检查。涂片在显微镜下常可见较多嗜酸性粒细胞。

（二）血嗜酸性粒细胞计数

哮喘患者可增高，有助于与慢性支气管炎等疾病鉴别。

（三）特异性变应原检测

大多数哮喘患者可对众多的变应原和刺激物敏感。测定变应性指标结合病史有助于患者的病因诊断和脱离致敏因素的接触。

血清免疫球蛋白 E（IgE）测定：约有 50% 成年哮喘和 80% 以上儿童哮喘患者 IgE 增高，特异性 IgE（针对某种变应原）的增高则更有意义。

皮肤变应原测试：用于指导避免变应原接触和特异性免疫治疗，临床较常用。需根据病史和当地生活环境选择可疑的变应原进行检查，可通过皮肤点刺等方法进行，皮试阳性提示患者对该变应原过敏。

（四）动脉血气分析

哮喘发作时由于气道阻塞且通气分布不均，通气 / 血流比值失衡，可致肺泡 – 动脉血氧分压差（$P_{A-a}O_2$）增大；严重发作时可有缺氧，PaO_2 降低。由于过度通气可使 $PaCO_2$ 下降，pH 值上升，表现为呼吸性碱中毒。若重症哮喘，病情进一步发展，气道阻塞严重，可有缺氧及 CO_2 滞留，$PaCO_2$ 上升，表现为呼吸性酸中毒。若缺氧明显，可合并代谢性酸中毒。

（五）胸部 X 线检查

早期在哮喘发作时可见两肺透亮度增加，呈过度通气状态；在缓解期多无明显异常。如并发呼吸道感染，可见肺纹理增加及炎性浸润阴影。同时要注意肺不张、气胸或纵隔气肿等并发症的存在。

三、诊断要点

①反复发作喘息，呼吸困难，胸闷或咳嗽。发作与接触变应原，病毒感染，运动或某些刺激物有关。②发作时双肺可闻及散在或弥漫性以呼气期为主的哮鸣音。

③上述症状可经治疗缓解或自行缓解。④排除可能引起喘息或呼吸困难的其他疾病。

对症状不典型者（如无明显喘息或体征），应最少具备一项试验阳性：①若基础第一秒用力呼气容积（FEV_1）[或最大呼气流量（PEF）] < 80% 正常值，吸入 β_2 受体激动药后 FEV_1（或 PEF）增加 15% 以上。② PEF 变异率（用呼气峰流速仪清晨及夜间各测一次）多 20%。③支气管激发试验或运动激发试验。

有些患者主要表现为咳嗽，称为咳嗽变异性哮喘，其诊断标准（小儿年龄不分大小）：①咳嗽持续或反复发作 > 1 个月，常在夜间（或清晨）发作，痰少，运动后加重。②没有发热和其他感染表现或经较长期抗生素治疗无效。③用支气管扩张药可使咳嗽发作缓解。④肺功能检查确认有气道高反应性。⑤个人过敏史或家族过敏史和（或）变应原皮试阳性等可作为辅助诊断。

四、鉴别诊断

哮喘急性发作时，患者都会有不同程度的呼吸困难。呼吸困难的第一个症状就是气促，患者的主诉就是胸闷、憋气、胸部压迫感。症状的出现常常与接触变应原或激发因素（如冷空气、异味等）有关，也常发生于劳作后或继发于呼吸道感染（如气管炎）之后，但任何原因引起的缺氧也可出现类似症状。可见，胸闷、憋气不是哮喘所特有，应注意区别，以免导致误诊和误治。非哮喘所致的呼吸困难可见于下列几种情况。

（一）慢性支气管炎和慢性阻塞性肺疾病

常发生于吸烟或接触粉尘及其他刺激性烟雾职业的人，其中尤以长期吸烟为最常见的病因。因此，患者多为中老年人，大多有长期咳嗽、咳痰史，在寒冷季节时症状可加剧。一个人如果每年持续咳嗽 3 个月以上，连续 2 年，并排除其他可引起咳嗽、咳痰的原因，即可诊断为慢性支气管炎。病程较长的慢性支气管炎患者的气道也可造成气流的受限，可合并肺气肿、发生通气功能障碍，而且容易发生急性呼吸道细菌或病毒感染。慢性阻塞性肺疾病（COPD）的患者与哮喘患者一样，运动常引起症状的发作，但两者有区别。COPD 患者一般是在运动或劳作后发生喘息和呼吸困难，而哮喘患者通常是在运动过程症状发作或加重。

（二）心源性哮喘

大多数发生于老年人，特别是患有高血压、冠心病者，也常见于风湿性心脏病、心肌病的患者。这类人群心功能差，肺循环淤血。这时，即使肺通气功能正常，也会因肺循环障碍，肺泡与其周围的毛细血管的气体交换不足而缺氧。急性左心功能不全（常见于急性广泛心肌梗死）还可出现喘息症状（医学上称为心源性哮喘），特点为夜间出现阵发性呼吸困难，不能平卧，咳嗽频数，且有多量血性泡沫样痰，与支气管哮喘有别。心源性哮喘是非常严重的病症，如治疗延误，往往危及患者的生命，应紧急诊治。

（三）肺癌

大部分肺癌发生于支气管腔内，肿瘤的生长必将导致支气管腔的狭窄，造成通气功能的障碍。位于气管腔内的癌症，对气流的影响更为严重，可以引起缺氧，使患者喘息，甚至误诊为哮喘。发生于大气道的肺癌常引起阻塞性肺炎。当感染或肺炎形成以后，患者的气促、咳嗽、喘鸣等症状更加明显，有时还会造成混淆。肺癌引起的咳嗽、喘息症状往往是逐渐形成，进行性加重，常有咳血丝痰或少量血痰的现象，平喘药物治疗无效。此外，发生于气管内的支气管癌也可引起呼吸困难，但这时的呼吸困难为吸气性呼吸困难，即空气吸不进肺，而支气管哮喘的呼吸困难是呼气性呼吸困难，即肺里的气体不容易排出。

（四）胸腔积液

胸腔积液常由结核病引起，液体积存于肺外一侧或双侧的胸膜腔内，少量的积液不会引起呼吸困难，但如果积液量较多，就可能使肺受压迫，因而出现通气和换气障碍。患者得不到足够的氧气，从而出现胸闷、气短、憋气等症状。胸腔积液与支气管哮喘的鉴别诊断比较容易，胸部 X 线检查就可区分。当然，两者的症状也不同。结核性胸膜炎的患者一般有发热、胸痛的症状，而哮喘患者除非合并感染，通常无发热，除非合并气胸，否则无胸痛。胸腔积液引起的呼吸困难经胸腔穿刺，积液引流以后症状很快缓解，而平喘药无效。

（五）自发性气胸

病程长的哮喘患者，由于肺气肿和肺大疱的形成，偶可在哮喘急性发作时并发气胸，使呼吸困难的症状突然加重。患者和医务人员如果忽略了并发气胸的可能性，误认为是哮喘发作加剧，而反复使用平喘药物，就必将延误治疗。并发气胸时的特征是出现胸部重压感，大多为单侧性，吸气性呼吸困难，且平喘药物治疗无效。通过医生仔细地检查或者胸部 X 线检查即可及时作出诊断，关键在于不失时机地检查治疗。

五、治疗

（一）治疗原则

从理论上讲，支气管哮喘的预防比治疗更为重要，但由于哮喘的致病因素和诱发因素都非常复杂，各种因素常互相交错，而且往往是多重性的，再加上大多数患者还没有建立"预防为主"的坚定信念，导致预防措施难以起到主导的地位，在这种情况下，哮喘的治疗显得尤为重要。哮喘的治疗必须规范化。应当坚持"防中有治，治中有防"的基本原则。任何哮喘治疗方案都应把预防工作放在首位，为此应当尽可能地让患者了解"自己"，了解病因，了解药物。

所有患者应尽最大可能地避免接触致病因素和诱发因素，对于特应性哮喘患者，采用特异性免疫疗法来提高患者对变应原的耐受性，也应作为预防措施来看待。

以吸入型糖皮质激素（简称激素）为主的抗感染治疗应是哮喘缓解期的首要治

疗原则，以达到控制气道的慢性炎症，预防哮喘的急性发作的目的。

哮喘急性发作时，治疗的关键是迅速控制症状，改善通气，纠正低氧血症。

强化对基层医生的培训，对哮喘患者的医学教育是哮喘防治工作的主要环节。

（二）药物治疗

哮喘不能根治，一般采取药物治疗。药物治疗分为控制药物和缓解药物。

1.控制性药物

需要长期使用的药物，主要通过抗炎作用使哮喘维持临床控制，包括吸入型糖皮质激素、白三烯调节剂、长效 β_2 受体激动剂、缓释茶碱、色甘酸钠、抗 IgE 单克隆抗体及其他有助于减少全身激素用量的药物。

2.缓解性药物

又称急救药物，这些药物通过迅速解除支气管痉挛，从而缓解哮喘症状，包括速效吸入和短效口服 β_2 受体激动剂、全身用激素、吸入性抗胆碱能药物、短效茶碱等。

（三）特异性免疫疗法

特异性免疫疗法是针对引起病变的特异性变应原的一种治疗方法，即用变应原制成的提取液（即浸出液），定期给对相应变应原皮肤试验阳性的患者进行注射，使其对此种变应原耐受度增高，再次接触此种变应原时，不再诱发支气管哮喘，或发作程度减轻。这种疗法目前主要用于呼吸道疾患，诸如过敏性鼻炎、支气管哮喘等。

特异性免疫疗法的适应证主要为：①哮喘患者对某些吸入变应原的皮肤试验阳性和（或）血清特异性 IgE 升高。②皮肤试验虽呈阴性，但病史中强烈提示由某变应原诱发哮喘或经抗原激发试验证实，或血清中查到该特异性 IgE，或者特异性嗜碱性粒细胞脱颗粒试验和组胺释放试验均呈阳性。③经一般平喘药物治疗后效果不理想，而已证实用某种变应原提取物做特异性免疫疗法有效。④对药物、食物过敏的患者，一般用避免方法而不用特异性免疫疗法，无法避免或不能替代者可考虑用特异性免疫疗法。

特异性免疫疗法应用于防治哮喘已历半个世纪，既往国内外多数学者持肯定态度，认为可减轻再次接触变应原后的变应反应，甚至可长期控制哮喘发作。儿童的效果较成人显著，外源性哮喘效果更好。根据国内报道，用特异性免疫疗法疗程 2 ~ 4 年，成人哮喘总有效率达 79.8%，儿童哮喘总有效率为 95%，2 年治愈率为 61.3%。一般经特异性免疫疗法后，哮喘病情减轻，发作次数减少，平喘药物用量也减少，皮肤敏感性下降，部分患者变应原的皮肤试验由阳性转变为阴性或反应性降低，引起休克器官的耐受性也提高。特异性 IgE 抗体先上升，以后下降到低于原来水平，特异性 IgG 升高而嗜碱性粒细胞敏感性下降。

第三章 肾内科常见疾病诊疗

第一节 肾小球疾病

一、原发性肾小球疾病

（一）急性肾小球肾炎

急性肾小球肾炎（AGN）简称急性肾炎，多见于乙型溶血性链球菌 A 组感染后，也可见于其他病原微生物感染，如细菌（肺炎球菌、脑膜炎球菌、淋球菌、伤寒杆菌等）、病毒（水痘 - 带状疱疹病毒、腮腺炎病毒、EB 病毒等）、支原体、立克次体、螺旋体（梅毒螺旋体）、真菌（组织胞浆菌）、原虫（疟原虫）及寄生虫（旋毛虫、弓形虫），故又称急性感染后肾小球肾炎（APGN）。通常急性起病，突然出现血尿、蛋白尿、水肿、少尿、一过性高血压和短暂氮质血症，即急性肾炎综合征，多见于 5 ~ 14 岁儿童和青年，男性略多。

1. 临床表现

（1）前驱症状

链球菌感染与急性肾小球肾炎的发病有一定潜伏期，通常为 1 ~ 3 周，平均为 10 d，呼吸道感染者的潜伏期较皮肤感染者短。感染的程度与病变的轻重不一致。

（2）肾损害的表现

起病急，病情轻重不一。轻症者呈隐匿性肾炎综合征，仅有尿检及血清补体 C3 异常。典型者呈急性肾炎综合征表现，即突发的血尿、蛋白尿、高血压、水肿为主要临床表现，可伴有一过性肾功能受损。重症者呈少尿型急性肾功能衰竭。

2. 辅助检查

（1）实验室检查

血常规：可有轻度贫血，白细胞计数水平可正常或升高；血沉急性期常加快。

尿常规：患者几乎都有肾小球性血尿，约 30% 的患者呈肉眼血尿；程度不等的蛋白尿，约 20% 的患者表现为大量蛋白尿；可见白细胞管型、上皮细胞管型、颗粒管型和红细胞管型等。

肾功能检查：可有肾小球滤过功能降低，出现一过性的氮质血症；肾小管功能多正常。

血清补体测定：动态观察 C3 的变化对诊断急性肾小球肾炎非常重要，起病初期血清补体（C3 和 CH50）下降，并于起病 8 周内逐渐恢复正常，血清补体的这一变化在急性肾小球肾炎诊断及鉴别诊断上意义重大。

病原学检查：①咽拭子和细菌培养。急性链球菌感染后肾炎自咽部或皮肤感染灶培养细菌，结果可提示链球菌的感染，但阳性率较低，为20%～30%。②抗链球菌溶血素"O"抗体（ASO）测定。链球菌感染后2～3周，ASO滴度开始上升，3～5周达高峰逐渐下降。ASO滴度上升2倍以上，高度提示近期有链球菌感染。

（2）影像学检查

肾小球肾炎急性期B超显示双肾增大。

（3）其他检查

大体解剖：急性肾炎肾小球急性期肾肿大，色灰白而光滑，故又称"大白肾"。

光镜：急性肾小球肾炎的病理类型为毛细血管内皮增生性肾炎，可见肾小球内皮细及系膜细胞弥漫增生，急性期可有中性粒细胞及单核细胞浸润；肾小管病变多不明显。

免疫荧光：可见IgG及补体C3呈粗颗粒于系膜区及毛细血管壁沉积。

电镜：上皮下可见驼峰样大块电子致密物。

3.诊断要点

链球菌感染后1～3周突发血尿、蛋白尿、水肿及高血压，伴或不伴肾功能损害，均应怀疑急性肾小球肾炎。

血清补体C3动态的变化（起病初期下降，8周内逐渐恢复正常），急性肾小球肾炎的临床诊断即可成立。

临床表现欠典型，则需行肾穿刺活检明确诊断，其病理类型为毛细血管内增生性肾炎。

4.鉴别诊断

（1）隐匿型肾小球肾炎

轻型急性肾小球肾炎需与隐匿型肾小球肾炎相鉴别。隐匿型肾小球肾炎患者血清补体应正常；肾活检病理类型常为肾小球轻微病变、轻度系膜增生性肾小球肾炎或局灶阶段性增生性肾小球肾炎，均与急性肾小球肾炎不同。

（2）急进性肾小球肾炎

重型急性肾小球肾炎临床酷似急进性肾小球肾炎，鉴别要点如下：①免疫学检查。Ⅰ型急进性肾小球肾炎抗肾小球基底膜（GBM）多阳性，Ⅲ型急进性肾小球肾炎抗中性粒细胞胞质抗体（ANCA）多阳性，且Ⅰ型、Ⅱ型急进性肾小球肾炎血清补体C3多正常，这可与急性肾小球肾炎相鉴别；而Ⅱ型急进性肾小球肾炎患者血清补体C3也可降低，这与急性肾小球肾炎较难鉴别。②病理表现。急进性肾小球肾炎为新月体肾炎，而急性肾小球肾炎为毛细血管内增生性肾炎，肾穿刺活检是二者鉴别的关键。

（3）过敏性紫癜肾炎或系统性红斑狼疮肾炎

过敏性紫癜肾炎或系统性红斑狼疮肾炎均可出现急性肾炎综合征，但这二者有各自的全身系统疾病的临床表现和实验室检查，可与急性肾小球肾炎相鉴别。

5.治疗

本病治疗以支持治疗及对症治疗为主，改善肾功能，预防和控制并发症，促进机体自然恢复，不宜应用糖皮质激素及细胞毒类药物。

（1）去除病因及诱因治疗

有明确感染灶时应选用无肾毒性抗生素治疗，但一般不主张长期预防性使用抗生素。若病程已有3～6个月，尿实验室检查仍异常，且考虑与扁桃体病灶相关时，在肾炎病情稳定的情况下（无水肿及高血压、肾功能正常，尿蛋白阴性，尿沉渣红细胞少于10个/HP），可行扁桃体摘除术，术前后2周均需注射青霉素。

（2）对症治疗

休息：急性肾小球肾炎卧床休息十分重要。当水肿消退、肉眼血尿消失、血压恢复正常，可适量增加活动量，切勿骤然增加。

饮食：水肿明显及高血压患者应限制饮食中水和钠的摄入；肾功能正常者无须限制蛋白质的摄入，肾功能不全者应以优质蛋白饮食为主。

利尿消肿：轻度水肿无须治疗，经限盐和休息即可消失。明显水肿者，可用呋塞米、氢氯噻嗪等。一般不用保钾利尿药，尤其少尿时，易导致高钾血症。

降压治疗：降压药首选利尿药，利尿后血压仍控制不满意者，再选用血管扩张药、α受体阻滞药、钙通道阻滞剂。急性肾小球肾炎血浆肾素水平常降低，故β受体阻滞药或ACEI降压效果常不佳，且后者尚可引起高血钾，一般不用。

（3）替代治疗

少数急性肾功能衰竭有透析指征者，应给予透析治疗以帮助度过急性期，本病具有自愈倾向，肾功能多可逐渐恢复，一般不需长期透析。

（二）慢性肾小球肾炎

慢性肾小球肾炎是指各种病因引起的不同病理类型的双侧肾小球弥漫性或局灶性炎症改变，临床起病隐匿，病程冗长，病情多发展缓慢的一组原发性肾小球疾病的总称，其临床表现复杂，有水肿、血尿、高血压等表现，尿常规检查以蛋白尿、管型、红细胞为主。治疗困难，预后相对较差。

1.临床表现

本病大多数隐匿起病，病程冗长，病情多缓慢进展。由于不同病理类型，临床表现不一致，多数病例以水肿为首发症状，轻重不一，轻者仅面部及下肢微肿，重者可出现肾病综合征，有的病例则以高血压为首发症状而发现为慢性肾小球肾炎，亦可表现为无症状蛋白尿和（或）血尿，或仅出现多尿及夜尿，或在整个病程无明显体力减退直至出现严重贫血或尿毒症为首发症状。

（1）水肿

在整个疾病的过程中，大多数患者会出现不同程度的水肿。水肿程度可轻可重，轻者仅早晨起床后发现眼眶周围、面部肿胀或午后双下肢、踝部出现水肿。严重的患者，可出现全身水肿。然而，也有极少数患者，在整个病程中始终不出现水肿，往往容易被忽视。

（2）高血压

有些患者是以高血压症状来医院就诊的，医生通过尿液检查诊断为慢性肾小球肾炎引起的血压升高。对慢性肾小球肾炎患者来说，高血压的发生是一个迟早的过程，其血压升高可以是持续性的，也可以间歇出现，并以舒张压升高为特点。

（3）尿异常改变

尿异常几乎是慢性肾小球肾炎患者必有的现象，包括尿量变化和镜检的异常。有水肿的患者会出现尿量减少，且水肿程度越重，尿量减少越明显，无水肿患者尿量多数正常。当患者的肾受到严重损害，尿的浓缩－稀释功能发生障碍后，还会出现夜尿量增多和尿比重下降等现象。几乎所有的慢性肾小球肾炎患者都有蛋白尿，尿蛋白的含量不等，可以从（±）到（++++）。在尿沉渣中可见到程度不等的红细胞、白细胞、颗粒管型、透明管型。当急性发作时，可有血尿，甚至出现肉眼血尿。除此之外，慢性肾小球肾炎患者还会出现头晕、失眠、精神差、食欲缺乏、不耐疲劳、程度不等的贫血等临床症状。

2. 辅助检查

（1）实验室检查

血常规：肾功能减退时可有不同程度的贫血。

尿常规：尿液检查可表现为轻重不等的蛋白尿（尿蛋白定量为 $1 \sim 3$ g/d）和（或）血尿、管型尿等。

肾功能：早期正常，后期可有不同程度的血肌酐、尿素氮的升高，内生肌酐清除率下降；尿浓缩稀释功能减退。

（2）影像学检查

双肾 B 超示肾早期双肾大小、形态多属正常，或见双肾弥漫性损害，回声不均匀；后期随肾功能下降，双肾对称性缩小，皮质变薄。

（3）病理检查

慢性肾小球肾炎可由多种病理类型引起，常见类型有系膜增生性肾小球肾炎、系膜毛细血管性肾小球肾炎、膜性肾病、微小病变性肾小球硬化及局灶性节段性肾小球肾炎。

病变进展至后期，所有上述不同类型的病理变化均可转化为程度不等的肾小球硬化，相应肾单位的肾小管萎缩，肾间质纤维化。晚期病理类型均可转化为硬化性肾小球肾炎。到目前为止，无法从慢性肾小球肾炎的临床表现推论其确切病理变化如何，因此只能依靠肾穿刺活检，才能作出病理诊断。

3. 诊断要点

起病隐匿，进展缓慢，病情迁延，临床表现可轻可重或时轻时重。随着病情的发展，肾功能逐渐减退，后期可能出现贫血、电解质紊乱、血尿素氮升高、血肌酐升高等情况。尿液检查异常，常有长期持续性蛋白尿、血尿（相差显微镜多见多形态改变的红细胞），可有管型尿，不同程度的水肿、高血压等表现。病程中可因呼吸道感染等原因导致慢性肾小球肾炎急性发作，出现类似急性肾小球肾炎的表现。排除继发性肾小球肾炎后，方可诊断为原发性肾小球肾炎。

4. 鉴别诊断

（1）原发性肾病综合征

慢性肾小球肾炎与原发性肾病综合征在临床表现上可十分相似，但慢性肾小球肾炎多见于青壮年，常有血尿，出现高血压和肾功能减退也较多，尿蛋白的选择性差；而原发性肾病综合征多见于儿童，无血尿、高血压、肾功能不全等表现，尿蛋白有良好的选择性。原发性肾小球肾病患者对激素和免疫抑制药的治疗非常敏感，而慢性肾小球肾炎患者效果较差。肾活检可帮助诊断。

（2）慢性肾盂肾炎

慢性肾盂肾炎的临床表现可类似慢性肾小球肾炎，但详细询问有尿路感染的病史（尤其是女性），尿中白细胞较多，可有白细胞管型，尿细菌培养阳性，静脉肾盂造影和核素肾图检查有双侧肾损害程度不等的表现，这些都有利于慢性肾盂肾炎的诊断。

（3）结缔组织疾病

系统性红斑狼疮、结节性多动脉炎等结缔组织病中肾损害的发生率很高，其临床表现可与慢性肾小球肾炎相似，但此类疾病大都同时伴有全身和其他系统的症状，如发热、皮疹、关节痛、肝脾大等，化验时可以发现特征性指标异常（如狼疮肾炎血液化验可见白细胞下降，免疫球蛋白增加，可查到狼疮细胞，抗核抗体阳性，血清补体水平下降，肾组织学检查可见免疫复合物广泛沉积于肾小球的各个部位。免疫荧光检查常呈"满堂亮"表现）。

（4）恶性高血压病

多见于患有高血压病的中年人，常在短期内引起肾功能不全，故易与慢性肾小球肾炎并发高血压者相混淆。恶性高血压病的血压比慢性肾小球肾炎为高，常在200/130 mmHg 或更高，但起病初期尿改变大多不明显，尿蛋白量少，无低蛋白血症，无明显水肿。由于恶性高血压病时的小动脉硬化坏死是全身性的，故常见视网膜小动脉高度缩窄、硬化，并常伴有出血和渗血、视盘水肿、心脏扩大，心功能不全也较明显，这些均可作为鉴别诊断的依据。若慢性肾小球肾炎患者并发高血压而演变为恶性高血压，则有长期慢性肾炎病史，病情突然恶化，出现血压明显升高，肾功能迅速恶化，并出现视网膜出血、视盘水肿，甚至出现高血压脑病等症状。

5. 治疗

慢性肾小球肾炎的治疗应以防止或延缓肾功能进行性恶化、改善或缓解临床症状，以及防治严重并发症为主要目标，因此常强调综合性防治。

（1）一般治疗

休息：因劳累可加重高血压、水肿和尿检异常，因此注意多休息、避免劳累在疾病的慢性进程中非常重要。

饮食：①蛋白质的摄入。慢性肾小球肾炎患者应根据肾功能减退程度决定蛋白质摄入量。轻度肾功能减退者宜 0.6 g/（kg·d），以优质蛋白（牛奶、蛋类、瘦肉等）为主，适当辅以 α 酮酸或必需氨基酸。低蛋白饮食时，可适当增加糖类（碳水化合物）的摄入，以满足机体能量需要，防止负氮平衡。如患者肾功能正常，则可适当放宽蛋白入量，一般不宜超过 1.0 g/（kg·d），以免加重肾小球高滤过等所致的肾小球硬化。对于慢性肾小球肾炎、肾功能损害的患者，长期限制蛋白摄入势必导致必需氨基酸的缺乏，因此，补充 α 酮酸是必要的。α 酮酸含有必需氨基酸，还含有可用于生成必需氨基酸的酮酸，此外，尚含组氨酸和酪氨酸。酮酸以钙盐形式存在，摄入后经过转氨基作用，形成相应的氨基酸，可使机体既获取必需氨基酸，又减少了不必要的氨基，还提供了一定量的钙，对肾性高磷酸盐血症和继发性甲状旁腺功能亢进起到良好作用。②盐的摄入。有高血压和水肿的慢性肾小球肾炎患者应限制盐的摄入，建议 < 3.0 g/d，特别应注意食物中含盐的调味品，少食腌制食品及各类咸菜。③脂肪的摄入。高脂血症是促进肾病变加重的独立危险因素。慢性肾小球肾炎，尤其是大量蛋白尿的患者更易出现脂质代谢紊乱，临床表现为高脂血症。因此，应限制脂肪的摄入，尤其应限制含有大量饱和脂肪酸的肉类。

（2）药物治疗

第一，积极控制高血压。高血压是加速肾小球硬化、促进肾功能恶化的重要危险因素，积极控制高血压是十分重要的环节。治疗原则：①力争把血压控制在理想水平。蛋白尿 ≥ 1 g/d 者，血压应控制在 125/75 mmHg 以下；尿蛋白 < 1 g/d 者，血压控制可放宽到 130/80 mmHg 以下。②选择能延缓肾功能恶化、具有肾保护作用的降压药，如 ACEI、ARB 等。③平稳降压，避免血压大幅度波动。

高血压患者应限盐（< 3.0 g/d）；有钠、水潴留的容量依赖性高血压患者可选用噻嗪类利尿剂，如氢氯噻嗪 12.5 ~ 25 mg/d，1 次或分次口服。对肾素依赖性高血压则首选 ACEI，如贝拉普利 5 ~ 20 mg，每日 1 次；或 ARB，如氯沙坦 50 ~ 100 mg，每日 1 次。其次，也可选用钙通道阻滞剂，如氨氯地平 5 mg，每日 1 次。此外，β 受体阻滞剂，如阿替洛尔 12.5 ~ 25 mg，每日 2 次。血管扩张药，如肼屈嗪 10 ~ 25 mg，每日 3 次。难治性高血压可选用不同类型的降压药联合应用。

近年来，研究证明 ACEI 具有降低血压、减少尿蛋白和延缓肾功能恶化的肾保护作用，但肾功能不全患者应用 ACEI 要防止高钾血症，血肌酐 > 350 μmol/L 的非透析治疗患者则不宜再应用。ARB 的实验研究和已有的临床观察结果显示，它具有与 ACEI 相似的肾保护作用。

第二，减少尿蛋白。大量研究表明，蛋白尿是慢性肾损害进程中的独立危险因素，在临床实践中也发现控制蛋白尿可以延缓肾病的进展。

ACEI 和 ARB 的应用。目前，已有不少实验观察到 ACEI（如依拉普利等）和（或）ARB（如氯沙坦等）减少尿蛋白的作用并不依赖于其降压作用，因此，对于非肾病综合征范围内的蛋白尿可使用 ACEI 和（或）ARB 用于减少蛋白尿，使用这类药物治疗蛋白尿和保护肾的作用在一定范围内与剂量相关，往往需要加大剂量如依拉普利 20 ~ 30 mg/d 和（或）氯沙坦 100 ~ 150 mg/d，才发挥较好地降低蛋白尿和肾保护作用。

第三，抗凝血药和抗血小板聚集药的应用。抗凝血药和抗血小板聚集药有一定的稳定肾功能和减轻肾病理损伤的作用，常用于：①有明确高凝状态和一些易于引起高凝的病理类型（膜性肾病、系膜毛细血管性肾炎）。②经糖皮质激素治疗长期效果不佳，肾活检显示为局灶性节段性肾小球肾炎型。③血浆纤维蛋白降解产物（FDP）明显增高，D- 二聚体阳性患者。

第四，降血脂药的应用。他汀类药物（β- 羟甲基戊二酸单酰辅酶 A 抑制药）不仅可以降血脂，更重要的是可以抑制与肾纤维化有关分子的活性，减轻肾组织的损伤和纤维化。合并有高脂血症的患者应积极治疗，常用普伐他汀 10 ~ 20 mg/d、辛伐他汀 5 ~ 10 mg/d 等药物。在应用降血脂药过程中，应注意避免他汀类药物与贝特类降血脂药（如非诺贝特 300 mg/d）联合使用，以免导致横纹肌溶解等严重不良反应。

（三）急进性肾小球肾炎

急进性肾小球肾炎是一组病情发展急骤，伴有少尿、蛋白尿、血尿和肾功能进行性减退的肾小球疾病，预后差，如治疗不当，经数周或数月即进入尿毒症期，其病理特点为广泛的肾小球新月体形成。根据免疫病理可分为 3 型：Ⅰ型（抗肾小球基底膜型）、Ⅱ型（免疫复合物型）、Ⅲ型（少免疫沉积型）。

1. 临床表现

（1）肾损害的表现

患者除有血尿、蛋白尿、水肿、高血压外，肾功能急剧减退，数周至数月内出现少尿或无尿，进入终末期肾功能衰竭，是本病的主要临床表现。

（2）肾外表现

Ⅰ型急进性肾小球肾炎：青、中年多见，起病多急骤，部分患者有明显的咯血、咳嗽、呼吸困难发热及胸痛。

Ⅱ型急进性肾小球肾炎：中、老年男性多见，多起病急骤，肾外无特异性表现，血中循环免疫复合物多阳性。

Ⅲ型急进性肾小球肾炎：中、老年男性居多，起病多隐匿，常有发热、乏力、体重下降等表现。

2. 辅助检查

（1）血常规

78% ~ 100% 的患者有贫血。

（2）尿常规

血尿（几乎均为肾小球性血尿，部分呈肉眼血尿）、蛋白尿。

（3）肾功能

血肌酐及尿素氮逐周增高，内生肌酐清除率下降，早期即可有肾小管功能受损。

（4）免疫学及其他检查

Ⅰ型急进性肾小球肾炎血清中抗 GBM 抗体阳性，约有 30% 的患者 ANCA 阳性。

Ⅱ型急进性肾小球肾炎可有血清循环免疫复合物及冷球蛋白阳性血清 C 水平下降。

Ⅲ型急进性肾小球肾炎除 50% ~ 80% 为 ANCA 阳性外，常有血沉增快（超过 100 mm/h）、C 反应蛋白阳性、类风湿因子阳性。

（5）影像学检查

腹部 X 线片及肾超声可发现肾正常或增大而轮廓整齐，但肾皮质、肾髓质交界不清。

3. 诊断要点

对呈急性肾小球肾炎表现（急性起病、尿少、水肿、高血压、蛋白尿、血尿）且以严重血尿、明显少尿及肾功能进行性衰竭为表现者应考虑本病，该病为进行性进展，肾进行性缩小，临床若怀疑为急进性肾小球肾炎应紧急行肾穿刺，肾穿刺前血肌酐 > 40 μmol/L 者，应透析治疗以确保肾穿刺顺利进行。诊断包括以下两大方面，即组织病理学诊断和病因诊断。

（1）组织病理学诊断

新月体肾炎的病理诊断标准强调两点：①新出现的新月体为闭塞肾小囊腔 50% 以上的大新月体，不包括小型或部分新月体。②伴有大新月体的肾小球必须超过全部肾小球数的 50%。

（2）病因诊断

急进性肾小球肾炎是一组临床表现和病理改变相似但病因各异的临床综合征，因此在诊断急进性肾小球肾炎时应作出病因诊断。详细询问病史，积极寻找多系统疾病的肾外表现，并进行有关检查（如抗核抗体、抗 ds-DNA 抗体、ANCA、ASO 等）。只有确定病因、免疫类型、疾病的发展阶段及活动性后，方可进行合理治疗，权衡治疗的利弊与风险，并作出预后评价。

4. 鉴别诊断

肾后性急性肾功能衰竭常见于肾盂或输尿管双侧性结石，或一侧无功能肾伴另一侧结石梗阻，膀胱或前列腺肿瘤压迫或血块梗阻等。本病特点为：如原来尿量正常而骤减以至无尿者，以梗阻可能性大；有肾绞痛或明显腰痛史。超声检查发现膀胱或肾盂积水；X 线片可有结石及肾增大。膀胱镜及逆行肾盂造影可发现梗阻病损与部位。急性间质性肾炎亦可以急性肾功能衰竭起病，但常伴发热、皮疹、嗜酸性粒细胞增高等过敏表现，尿中嗜酸性粒细胞增高，常可查出药物过敏原。重型链球菌感染后肾小球肾炎本病多数为可逆性，少尿和肾功能损害持续时间短，肾功能一般在病程 4 ~ 8 周可望恢复，肾活检或动态病程观察可助两者相鉴别。

5. 治疗

早期诊断和及时强化治疗是提高急进性肾小球肾炎治疗成功的关键。

（1）去除病因治疗

第一，抑制免疫及炎症反应治疗

糖皮质激素联合细胞毒性药物：首选甲泼尼龙冲击治疗。甲泼尼龙 0.5 ~ 1.0 g/24h，静脉滴注，每日或隔日 1 次，3 次为 1 个疗程，必要时隔 3 ~ 5 d 再用 1 ~ 2 个疗程。早期疗效较好，晚期则疗效欠佳。该法需辅以常规泼尼松及环磷酰胺治疗，口服泼尼松 1 mg/（kg·d），连服 2 ~ 3 个月，以后缓慢减量，减至 0.4 ~ 0.5 mg/（kg·d），维持 6 ~ 12 个月，然后减量至停药；环磷酰胺 100 mg/d 口服或 200 mg/d 静脉注射，冲击疗法（每次 0.5 ~ 1.0 g/1.73 m²，每个月 1 次，共 6 次），累积量有 6 ~ 8 g 停药。该疗法主要适用于 Ⅱ、Ⅲ 型，Ⅰ 型疗效较差。应用甲泼尼龙和（或）环磷酰胺冲击治疗时，一定要注意感染等不良反应，定期检查血常规和肝功能。

第二，血浆置换疗法。

作用机制：血浆置换可清除血浆中的抗原、抗体、免疫复合物、补体及纤维蛋白原，尚可去除血浆中的炎性递质、细胞因子和生长因子。

用法：①每日置换血浆 2 ~ 4 L，每日或隔日 1 次，一般需持续治疗 10 ~ 14 d 或至血清抗体（如抗 GBM 抗体、ANCA）或免疫复合物转阴为止。②血浆置换术必须同时联合应用激素和细胞毒性药物强化疗法。

血浆置换治疗急进性肾小球肾炎的时机：①Ⅰ 型急进性肾小球肾炎早期患者使用。②Ⅳ 型急进性肾小球肾炎患者；③存在肺出血者，首选血浆置换。

（2）对症治疗

控制感染和维持水、电解质平衡及纠正酸碱平衡紊乱等。

（3）保护残肾功能

采用积极降压、减少尿蛋白、调节血脂、改善肾微循环等延缓肾病进展的一体化治疗措施。

（4）替代治疗

血液透析：急性期患者血肌酐 > 530 μmol/L，应尽早开始血液透析，因为许多患者除肾内纤维化病变之外，尚存在部分活动性病变，早期进行血液透析为免疫抑制疗法创造条件，尤其是 Ⅱ 型和 Ⅲ 型患者仍有可能改善肾功能及免疫炎症病变，使患者脱离透析。

肾移植：不宜过早进行，病情稳定 6 ~ 12 个月，血清抗 GBM 抗体阴性者，考虑肾移植，否则复发率较高。

二、继发性肾小球疾病

（一）糖尿病肾病

糖尿病肾病（DN）又称为糖尿病肾小球硬化症，以肾小球肥大、系膜区无细胞性增宽或结节性病变、毛细血管基底膜增厚为病理特征，是糖尿病全身性微血管并发症之一，出现持续性蛋白尿则病情不可逆转，往往进行性发展直至终末期肾功能衰竭，是糖尿病患者致残、致死的重要原因。

1. 临床表现

（1）肾外表现

典型病例有多尿、多饮、多食、消瘦、皮肤瘙痒的症状，但轻者可以无症状，起病和发展缓慢，且常有糖尿病的其他并发症，如动脉硬化、冠心病、视网膜病变、白内障，以及多发性周围神经病变等。诊断完全依靠实验室检查。

（2）肾损害的表现

糖尿病肾病，临床表现与肾小球硬化程度呈正相关。根据糖尿病患者肾功能和结构病变的演进及临床表现分为如下 5 期。

Ⅰ期：为肾小球高滤过期，特点为肾小球肥大，肾血流量增加，肾小球灌注压及肾小球内压增高。在使用胰岛素治疗后部分患者可以恢复，肾小球滤过率（GFR）亦可部分降低。

Ⅱ期：为无临床症状的肾损害期，即微量白蛋白尿期。此期在糖尿病确诊后 2 年即可发生，并可持续多年。此期主要的病理学表现是 GBM 增厚，常有肾小球系膜区扩张。GFR 显著增加，肾体积也相应明显增大，但尿清蛋白排泄率在 20 μg/min 以下。

Ⅲ期：称为早期糖尿病肾病。常发生于糖尿病发病 10 ~ 15 年，白蛋白尿是在非酮症、非感染状态下，3 次尿白蛋白排泄率（UAE）检查至少有 2 次位于 30 ~ 300 mg/24 h。无论是胰岛素依赖型（1 型）糖尿病还是非胰岛素依赖型（2 型）糖尿病，尿中排出的白蛋白量每年增加 20%。此期可发生高血压，高血压的发生率随着白蛋白尿的增加而增加。正常白蛋白尿、微量白蛋白尿及大量白蛋白尿时高血压发生率分别为 19%、30% 和 65%。GFR 可为正常或稍高于正常，若不出现临床肾病表现，则此水平的 GFR 可维持 5 年。此期肾的主要病理学表现仍是 GBM 增厚及系膜区扩张，但较Ⅱ期时更为显著。

Ⅳ期：临床糖尿病肾病或显性糖尿病肾病。此期常发生于 1 型糖尿病发病后 15 ~ 25 年，尿蛋白排出量 > 0.5 g/24 h，UAE > 200 μg/min 或 > 300 mg/24 h。大多数患者为持续性中等量至大量蛋白尿，约 30% 的患者为肾病综合征。水肿在此期早期即可出现，随着病情进展，几乎所有患者都合并高血压。GFR 已降到正常以下，并呈持续下降趋势。此期形态学改变也更显著，GBM 明显增厚，肾小球硬化更为普遍，间质小管病变也更明显，约 36% 的肾小球已荒废。

Ⅴ期：即终末期肾功能衰竭，糖尿病患者一旦出现持续性蛋白尿发展为临床糖尿病肾病，由于肾小球基底膜广泛增厚，肾小球毛细血管腔进行性狭窄和更多的肾小球荒废，肾滤过功能进行性下降，导致氮质血症和肾功能衰竭，最后多患者的 GFR < 10 mL/min，血肌酐和尿素氮增高，伴严重的高血压、低蛋白血症和水肿。患者普遍有氮质血症引起的胃肠反应（如食欲减退、恶心、呕吐）和贫血，并可继发严重的高钾血症、尿毒症性神经病变和心肌病变。这些严重的并发症常是糖尿病肾病尿毒症患者致死的原因。

2. 辅助检查

（1）血糖的测定

达到糖尿病的标准。

（2）尿沉渣

尿蛋白主要为白蛋白，有较多白细胞时，提示并发尿路感染；若有大量红细胞，提示可能为其他原因的肾小球疾病。

（3）尿清蛋白排泄率（UAE）

测定 UAE < 20 μg/min，为正常白蛋白尿期；若 UAE 为 20 ~ 200 μg/min，即微量白蛋白尿期，临床诊断为早期糖尿病肾病。目前主张采过夜晨尿标本比留 24 h 尿更精确和方便。

（4）GFR 测定

糖尿病肾病早期 GFR 可升高。

（5）B 超

糖尿病肾病早期，B 超检查显示肾体积增大。

3. 诊断要点

诊断要点为：①患者有多年糖尿病病史。②有微量白蛋白水平或以上的蛋白尿（一般 > 5 年以上才出现应激状态微量白蛋白尿，> 10 年以上才出现持续性微量白蛋白尿），并排除高血压或其他肾病所致的蛋白尿。③伴有糖尿病其他器官受损的表现（如糖尿病眼底损害）。④诊断困难时肾穿刺活检可显示糖尿病肾病的病理表现。

4. 鉴别诊断

（1）与其他肾小球疾病相鉴别

病史很重要，糖尿病肾病必须是在糖尿病的基础上出现肾损伤，而其他肾小球疾病患者无糖尿病史。

（2）与糖尿病合并其他肾小球疾病相鉴别

糖尿病与肾病起病的时间间隔不同：1 型糖尿病发病后 5 年和 2 型糖尿病确诊时，出现持续微量白蛋白尿，就应怀疑糖尿病肾病。

血尿：糖尿病肾病可能会有轻微血尿，如果有较多异形红细胞则考虑合并其他肾小球疾病。

有无糖尿病的其他靶器官损坏：有其他靶器官的损害，考虑糖尿病肾病的可能性大；如果没有其他靶器官的损害，则考虑糖尿病合并其他肾小球疾病，最主要的是是否有眼底病变。

有无高血压：约80%的糖尿病肾病患者血压升高，如显性糖尿病肾病时血压仍正常，考虑糖尿病合并其他肾小球疾病。

急性肾功能衰竭：如患者出现急性肾功能衰竭，则考虑合并其他肾病。

5. 治疗

糖尿病肾病的治疗属于综合治疗，关键在于早期诊断和防治，一旦进入临床蛋白尿期，肾损害难以逆转，最终进入终末期肾病，有效防治糖尿病肾病成为学者们面临的重要课题。

（1）血糖控制

大量研究表明，当糖尿病血糖和代谢紊乱纠正后，糖尿病肾病早期出现的肾小球高滤过和肾小球肥大可以恢复正常。所以，控制血糖对于糖尿病肾病早期患者非常重要。目前很多学者将糖尿病肾病的血糖控制分为3级预防：①一级预防，即正常白蛋白尿至微量白蛋白尿期的防治。正常白蛋白尿期间应分为两个阶段，糖耐量减退期即应控制餐后血糖；若糖尿病诊断已成立，严格控制血糖可延缓或制止发生微量白蛋白尿。②二级预防，是指糖尿病Ⅲ期发展到Ⅳ期的防治，控制血糖仍可延缓微量白蛋白尿向大量白蛋白尿发展。③三级预防，是指糖尿病肾病Ⅳ期发展至Ⅴ期的防治，此期即使血糖得到有效控制，蛋白尿仍有增无减，肾病继续进展。

第一，饮食治疗。

除应当继续糖尿病本身要求的糖分摄入控制，在糖尿病肾病早期就应当限制蛋白质的摄入，高蛋白饮食可增加肾小球的血流量和压力，加重高血糖引起的肾血流动力学改变。低蛋白饮食 [蛋白质摄入量为 0.8 g/（kg·d）] 可使 GFR 下降，延缓肾损害速度。对已有大量蛋白尿、水肿和肾功能不全者，应注意具体情况，给予相应的对症处理，蛋白饮食限量 [0.6 g/（kg·d）]、保质，必要时静脉应用血浆、全血、氨基酸。因过度限制蛋白质摄入 [蛋白质摄入量为 0.5 g/（kg·d）]，可能导致营养不良、低蛋白血症，现不建议应用。在应用胰岛素控制血糖的情况下可适当增加糖类的量，以防蛋白质脂肪分解增加。

第二，降血糖药。

磺酰脲类：①格列喹酮。为第二代磺酰脲类口服降血糖药，吸收快而完全，主要在肝代谢，代谢产物只有5%由肾排出，对肾影响小，日剂量范围大（15 ~ 200 mg），但 GFR < 30 mL/min 者慎用。②格列吡嗪。也属于第二代磺酰脲类口服降血糖药，其代谢产物多数由肾排出但其代谢产物活性弱，不易引起低血糖反应，比较安全。剂量为 2.5 mg，每日 2 ~ 3 次，最大剂量 30 mg/d，当 GFR < 60 mL/min 时禁用。③格列本脲、格列齐特、格列本脲。半衰期较长，易致顽固性低血糖反应，糖尿病肾病不适合应用。④氯磺丙脲。半衰期长，而且有 20% ~ 30% 由肾以原型排出，糖尿病肾病禁用。

双胍类：可原型由肾排出，增加周围组织肌细胞内无氧酵解，引起乳酸性酸中毒，对已有蛋白尿的临床糖尿病肾病患者不适用。

α 葡萄糖苷酶抑制药：可抑制小肠内 α 葡萄糖苷酶，延缓糖类的吸收，控制餐后血糖效果较好，仅少量吸收入血，可在糖尿病肾病时应用，但终末期肾病时减少剂量应用。

胰岛素增敏剂：能提高胰岛素敏感，控制血糖，并且有研究显示曲格列酮还能显著降低糖尿病大鼠尿白蛋白排泄率，减少系膜区基质增多，对肾具有保护作用。

胰岛素：对于单纯饮食和口服降血糖药控制不佳并已有肾功能不全的患者，应尽早应用胰岛素治疗，对血糖波动大、不稳定的 1 型糖尿病患者甚至需用胰岛素泵或胰岛素注射液进行胰岛素强化治疗，使血糖控制良好，糖化血红蛋白约为 7%。当肾功能不全时，由于食欲欠佳、进食减少，且胰岛素降解减少、排泄延迟，需要随时监测血糖，根据病情调整胰岛素用量，以防低血糖发生。此情况下选用短效胰岛素为宜。

第三，血糖控制标准。

血糖控制的标准目前推荐是，空腹血糖 < 6.0 mmol/L，餐后 2 h 血糖 < 8.0 mmol/L，糖化血红蛋白约为 7%。但应注意，过于严格控制血糖，易导致低血糖症发生率提高，尤其是老年人及肾功能不全者。

（2）血压控制

糖尿病肾病患者多发生高血压，高血压可加重肾小球的高灌注和高滤过，加速糖尿病肾病的进展和恶化。纠正高血压能够降低糖尿病肾病早期蛋白尿，延缓 GFR 的下降，延缓肾病进展。

ACEI 和 ARB：研究证实，ACEI 在延缓 1 型糖尿病伴高血压并以大量蛋白尿为标识的肾病进展时比其他降压药有效。目前糖尿病肾病伴高血压的治疗用药首选 ACEI，但应注意 ACEI 可能引发咳嗽、高钾血症、血肌酐升高等不良反应。也有研究结果证实，ARB 在延缓 2 型糖尿病伴高血压并以大量蛋白尿为标识的肾病进展时比其他降压药有效。单独应用 ACEI 和 ARB，比较两者的疗效无明显差异；糖尿病肾病进入临床蛋白尿期，ARB 为首选药，可根据病情，联合应用 ACEI，其疗效优于两者单独应用。

CCB：钙通道阻滞剂除降低血压外，还具有扩张血管作用而使肾血流增加，减少钠潴留，利于糖尿病患者肾血流动力学和尿蛋白排出的改善。与 ACEI 合用有明显降低血压和减少蛋白尿的效果，但不宜再与 ARB 三者合用。

β 受体阻滞剂：可能会影响糖代谢。一般选择用于心率快的年轻的糖尿病高血压患者或合并有冠心病的糖尿病高血压患者，有严重充血性心力衰竭的患者不宜应用。

α 受体拮抗剂：对糖尿病高血压有效，且不影响糖和脂肪代谢，适用于糖尿病肾病患者，但应注意本药易致直立性低血压。

利尿药：糖尿病高血压肾功能正常者可选用噻嗪类利尿药，但其有引起低钾血症、影响糖和脂肪代谢等不良反应，宜小剂量应用（25～50 mg/d），对肾功能不全者可选用袢利尿药。

在应用药物控制血压的同时也应限制钠盐摄入，禁止吸烟、限制饮酒、减轻体重（肥胖的 2 型糖尿病患者）和适当运动，这些均有利于高血压的控制。

（3）蛋白尿的处理

糖尿病一旦出现尿白蛋白排泄率增高要想完全阻止肾病进展是不可能的，但可以通过处理明显减缓疾病进展。应低蛋白饮食、控制血糖、控制血压，并降低肾小球囊内压。肾小球囊内压的增高是糖尿病肾病的标识，也是其进展的主要因素，ACEI 和 ARB 具有非血压依赖性血流动力学效应，直接降低肾小球内"三高"（高灌注、高压力、高滤过），以及非血流动力学效应，改善肾小球滤过膜的通透性及减少细胞外基质蓄积，从而有效减少尿蛋白及保护肾功能达到保护糖尿病肾病作用。除了在合并高血压的糖尿病肾病患者应首选 ACEI 和 ARB 治疗外，血压正常的糖尿病肾病患者，在除外 ACEI 和 ARB 的应用禁忌证后，这两类药物应作为糖尿病肾病和延缓发展的常规治疗。在应用过程中应注意检测血钾及血肌酐，若血肌酐上升幅度＞50% 且 2 周内未能自行恢复者，提示肾缺血，应停用。

（4）调整异常的脂代谢

糖尿病患者多伴有脂代谢异常，高脂血症除引起动脉硬化外，还直接损伤肾，低密度脂蛋白可促进肾间质纤维化改变。血脂控制目标为总胆固醇＜4.5 mmol/L，低密度脂蛋白＜2.5 mmol/L，高密度脂蛋白＞1.2 mmol/L，甘油三酯＜1.5 mmol/L。以胆固醇升高为主者首选他汀类降血脂药，以甘油三酯升高为主者首选贝特类调脂药。他汀类药物除降低血脂外，还可减少纤维化因子的产生，从而延缓糖尿病肾病进程。

（二）狼疮肾炎

系统性红斑狼疮（SLE）是一种累及多系统、多器官并具有多种自身抗体的自身免疫性疾病，系统性红斑狼疮累及肾引起的肾炎称为狼疮肾炎，肾受累及进行性肾功能损害是 SLE 主要死亡原因之一，狼疮肾炎是继发性肾病中最重要的疾病。

1. 临床表现

（1）SLE 的肾外表现

SLE 常有明显的肾外症状，但有些病例开始时可仅有肾累及症状。临床表现呈多样性，可无明显症状而仅有红斑狼疮细胞或抗核抗体阳性，直至凶险的暴发型。

一般症状：大部分患者表现为全身乏力、体重减轻，90% 的患者有发热，热型不定。

皮肤和黏膜表现：50% 的患者可出现面部蝶形红斑，脱发也较常见，是 SLE 活动的敏感指标之一。网状青斑常见，是血管炎的典型特征，多有神经系统症状。此外，还可见荨麻疹、盘状红斑、甲周红斑、紫癜裂片状出血、口腔及鼻黏膜溃疡等。

关节和肌肉表现：90%的患者有关节疼痛，常见于四肢小关节，约10%的患者可有轻度关节畸形，但一般无骨侵蚀现象。1/3的患者有肌痛，有的甚至出现明显的肌无力或肌肉萎缩。

心血管系统：活动性SLE患者发生心包炎者可高达2/3的病例，一般为短暂、轻度的临床表现。10%的患者可有心肌炎的表现。此外，还可出现雷诺现象、肺动脉高压和复发性血栓性静脉炎。

肺和胸膜：40%~46%的患者可发生胸膜炎。急性狼疮性肺炎并不多见，表现为呼吸困难，可无胸痛和咳嗽，严重者可发生大量咯血。少数可发展至弥漫性肺间质纤维化。

胃肠道：部分患者常见有恶心、呕吐、腹痛，可能与腹膜炎及腹腔脏器病变有关。

神经系统：临床表现复杂多样，常表现为精神异常；其他可见癫痫、偏头痛、偏瘫及视网膜病变等。

其他：月经不规则，经前症状加重，特别是偏头痛。少数患者有脾大。

（2）狼疮肾炎的肾损害表现

以程度不等的蛋白尿及镜下血尿为多见，常伴有管型尿及肾功能损害。

轻型：无症状，血压正常，无水肿。仅有尿常规检查异常，尿蛋白（-）~（++），或<1g/d，常有镜下血尿及红细胞管型，肾功能正常。

肾病综合征型：部分患者起病呈肾病综合征表现。①单纯性肾病综合征，呈大量蛋白尿、低蛋白血症及水肿，但血胆固醇常不升高，时有少量尿红细胞。②除肾病综合征外，伴明显的肾炎综合征，有血尿、高血压、肾功能损害，常伴有全身性活动性狼疮表现。

慢性肾小球肾炎型：患者有高血压，不同程度的蛋白尿，尿沉渣中有大量红细胞及管型，肾功能损害以致肾功能衰竭。

急性肾功能衰竭型：患者于短期内出现少尿性急性肾功能衰竭，常伴有全身性系统性病变活动表现，常为以上肾病综合征型或轻型转化而来。

肾小管损害型：国内报道有44%的狼疮病例存在不同程度的肾小管功能损害。

抗磷脂抗体型：抗磷脂抗体阳性，临床上主要表现为大、小动静脉血栓及栓塞，血小板计数减少及流产倾向。

临床寂静型：临床症状及体征均无肾受累表现，尿常规化验呈阴性，但病理检查呈阳性。

（3）病情活动的临床指标

根据Urowitz等提出的狼疮活动计算标准（LACC）有18项临床表现及免疫指标，分为7组，总分7分，当计分大于或等于2分时提示病情活动（表），其敏感性在94%以上，特异性为80%左右。该判断标准有：①关节炎。②实验室检查发现白细胞计数减少，低补体血症及抗DNA抗体阳性。③皮肤黏膜损害。④胸膜炎、心包炎。⑤精神、神经系统损害。⑥血管炎。⑦血尿。以上7项中占2项以上则可确定为活动病变。

2. 辅助检查

（1）一般检查

血常规：大部分患者（80%）有中等度贫血（正细胞正色素性贫血），偶呈溶血性贫血，血小板减少，约 25% 的患者呈全血细胞减少。

红细胞沉降率：90% 以上的患者血沉明显增快。

血浆蛋白：血浆蛋白降低可能与蛋白从尿中丢失及肝合成能力下降有关。球蛋白显著增高，电泳呈 γ 球蛋白明显增高。但重度非选择性蛋白尿时，因从尿中丢失，球蛋白或反而降低。一些患者类风湿因子阳性，或呈混合性多株 IgG/IgM 冷球蛋白血症。

（2）免疫学检查

抗核抗体：应用间接免疫荧光法检查可发现抗核抗体阳性，膜状分布时诊断意义较大。抗核抗体检查敏感度超过 90%，但特异性较低。

抗 dsDNA 抗体：在未治疗患者抗体阳性率为 50% ~ 80%。本试验特异性较高。

抗 Sm 抗体及抗 RNP 抗体：抗 Sm 抗体阳性见于 25% ~ 40% 的本病患者，抗 RNP 抗体见于 26% ~ 45% 的本病患者。抗 Sm 抗体对诊断系统性红斑狼疮特异性极高。

抗组蛋白抗体：见于 25% ~ 60% 的本病患者，特异性也较好。

抗 SSA 及抗 SSB 抗体：前者见于 30% ~ 40% 的本病患者，后者仅见于 0 ~ 15% 的本病患者。

其他抗体：SLE 还有多种其他自身抗体，如溶血性贫血时抗红细胞抗体及坏死性血管炎时抗中性粒细胞胞质抗体等，近年来尤其重视抗磷脂抗体，该抗体可见于 34% 的患者。

循环免疫复合物：本病发作时循环免疫复合物常增多，一些报道认为循环免疫复合物与疾病的活动性密切相关。

3. 诊断要点

临床表现：①蝶形或盘状红斑。②无畸形的关节痛、关节炎。③脱发。④雷诺现象和（或）血管炎。⑤口腔黏膜溃疡。⑥浆膜炎（胸膜炎或心包炎）。⑦对光敏感的皮疹。⑧神经精神症状。

实验室检查：①血沉增快（> 20 mm/h）。②白细胞减少（< 4×10^9/L）和（或）溶血性贫血。③蛋白尿和（或）管型尿。④γ- 球蛋白升高。⑤狼疮细胞阳性（每片至少 2 个或至少 2 次阳性）。⑥抗核抗体阳性。

凡符合以上临床表现和实验室检查结果共 6 项者，即可确诊为 SLE。

4. 鉴别诊断

典型病例诊断并不难，但由于临床表现多种多样，本病误诊率较高，国内资料显示为 31.5%，临床上必须与以下疾病相鉴别。

（1）原发性肾小球疾病

如急、慢性肾小球肾炎，原发性肾小球肾病。这些疾病多无关节痛和关节炎，无皮损，无多器官受累表现，血中抗 dsDNA 阴性。

（2）慢性活动性肝炎

本病也可出现多发性关节炎、疲劳、浆膜炎、抗核抗体阳性、狼疮细胞阳性、全血细胞下降，也可有肾炎样尿改变，但一般肝大明显，有蜘蛛痣、肝病面容及肝掌等肝病表现，必要时可行肝活检。

（3）发热应与并发感染相鉴别

SLE 并发感染时经细心检查可发现感染灶，无其他疾病活动的表现，如关节痛、皮疹等，同时，并发感染时血沉和 C 反应蛋白均可升高，而狼疮活动时，血沉可升高，而 C 反应蛋白常不变或轻度升高。

5. 治疗

狼疮肾炎治疗的主要目的是控制狼疮肾炎的活动，保护重要脏器功能，防止复发，减少不良转归和延缓肾组织纤维化的进展。治疗方案应根据病情轻重、病变类型、活动度及肾功能状况制订。狼疮肾炎的治疗应遵循个体化治疗原则，治疗方案根据病情轻重病变类型、活动度及肾功能状况制订。

（1）治疗原则

仅有血清学异常，无 SLE 临床表现，肾活检为 I 或 II 型者，无须免疫抑制治疗，但应注意追踪病情变化。

仅有轻微肾病变，肾活检为 I 或 II 型者，临床上表现为肾外症状，可做症状性治疗，必要时泼尼松 0.5 mg/（kg·d）即可较好地控制发热、皮疹、关节痛等症状。

轻、中度肾损害者的临床表现为蛋白尿（＞1.0 g/d）或血尿，或病理为 III 型，轻者可隔日口服泼尼松 30～40 mg，较重者可标准激素治疗，必要时加用环磷酰胺（CTX），应密切追踪本类患者。

膜型狼疮肾炎。大部分膜型狼疮肾炎患者为肾病综合征或肾病性蛋白尿，可选用常规激素联合细胞毒性药物治疗。应注意本型患者很难达到尿蛋白完全消失，不应过度治疗，以免增大药物不良反应的发生率。本型患者易发生静脉血栓，应予重视。

弥漫增生性肾小球肾炎型，可表现为急性肾小球肾炎、肾病综合征、慢性肾小球肾炎、急进性肾小球肾炎、急性肾功能衰竭，应给予积极治疗。通常采用常规激素治疗，联合 CTX 冲击治疗，也有部分患者应用激素冲击疗法，细胞毒性药物也可选择霉酚酸酯、环孢素，根据患者实际情况决定。

狼疮肾炎患者在病情控制后尚需接受长期治疗，目的在于应用最小不良反应的药物（如隔日晨服泼尼松 15 mg）达到抑制疾病复发的作用。

（2）一般治疗

急性期和活动期应卧床休息，避免阳光暴晒，慢性稳定期可室内工作，避免过劳，感染不论轻重，均应积极治疗，对于可能诱发狼疮活动的药物要避免应用。

（3）药物治疗

第一，糖皮质激素。目前仍是治疗狼疮肾炎的传统药物，应用方法有常规疗法和冲击疗法：①常规疗法。泼尼松 1 mg/（kg·d），晨起顿服，8 ~ 12 周开始减量，每 2 ~ 3 周减原量的 5% ~ 10%，视情况可在每日 0.5 mg/kg 改为隔日顿服，维持一段时间后继续减量，直至维持量隔日 0.4 mg/kg。②冲击疗法。可用甲泼尼龙 0.5 ~ 1 g 入液静脉滴注，每日 1 次，3 ~ 5 d 为 1 个疗程，可 1 ~ 2 周冲击 1 次，一般不超过 3 个疗程，冲击间期，继续口服泼尼松。一般选择常规疗法，在暴发型狼疮和肾功能急骤进展者可选用冲击疗法。长期应用糖皮质激素者应注意补充维生素 D 和钙剂，以防骨质疏松。

第二，细胞毒性药物。细胞毒性药物联合糖皮质激素治疗较单纯糖皮质激素治疗效果好。常用药物如下。

环磷酰胺：是应用最广泛的治疗狼疮肾炎的药物，目前仍在应用。近年来的研究证明，冲击疗法较口服用药效果好，可 CTX 16 ~ 20 mg/kg 加入 0.9% 盐水 200 mL 中静脉滴注，时间不超过 1 h，每个月冲击 1 次，重者可每 2 周冲击 1 次，一般在冲击 6 次后改为每 3 个月冲击 1 次，共 2 年。近年来对中、重症狼疮肾炎患者均采用 CTX 冲击 + 糖皮质激素治疗。CTX 也可口服用药。注意 CTX 在体内代谢后约 20% 由肾排泄，当 Ccr < 30 mL/min 者应减少用量，因透析不能清除 CTX，透析患者该药的用量应减至原量的 75%。

吗替麦考酚酯（MMF）：是一种新一代免疫抑制药。相关研究证实，MMF 对狼疮肾炎患者具有降低尿蛋白、保护肾功能的作用，但仍需大样本、多中心、长期的临床观察，用量为 0.5 ~ 1.0 g/d，分 2 ~ 3 次口服，取得疗效后减量应用 6 ~ 12 个月。治疗适应证为所有活动性Ⅳ型狼疮肾炎、合并糖尿病股骨头坏死和肝功能损害等不适合激素及其他细胞毒性药物者、已应用其他治疗方法无效者。MMF 不良反应小，骨髓抑制、肝功能损害少，但是，用药期间仍应注意血常规变化和预防感染发生。

环孢素：目前越来越多地用于狼疮肾炎的治疗。有报道环孢素可早期诱导狼疮肾炎临床缓解，减少激素、CTX 用量及其不良反应。一般用量为 5 mg/（kg·d），分 2 次口服，服用 3 个月，以后每个月减 1 mg/kg 至每日 3 mg/kg 维持治疗。应监测其血药浓度，控制在 100 ~ 200 ng/mL。应用环孢素时必须注意本药对肝、肾功能的影响，应定期监测肝、肾功能，且本药停药后易复发，费用也昂贵，目前尚未作为一线用药应用。他克莫司是一种与环孢素作用机制相似的药物，也有用于狼疮肾炎的报道。

第二节　间质性肾炎

一、急性间质性肾炎

急性间质性肾炎（AIN）是多种病因所致的快速出现的急性肾功能衰竭，病理示肾间质水肿，炎性细胞浸润，常伴有小管上皮受损和不同程度的细胞坏死。大多数 AIN 有明确病因、去除病因、及时对症治疗，疾病可痊愈或使病情得到不同程度的逆转。AIN 的发生率在不同国家和地区有较大差异，据文献报道，在大量肾活检病例中，AIN 占 1% ~ 2%，在因 ARF 行肾活检的患者中占 5% ~ 15%。

（一）临床表现

急性间质性肾炎患者的临床表现各异，大多数患者主要表现为突发的 GFR 下降，尿素氮、血肌酐进行性增高。可伴有恶心、呕吐、消瘦、乏力、发热、皮疹、关节痛等症状。有发热、皮疹、嗜酸性粒细胞增多三联征者＜ 30%，且多见于由药物引起的 AIN。尿量和血压多正常，少尿或无尿患者为 20% ~ 50%。蛋白尿少量或无，但在非甾体抗炎药及部分由氨苄西林、利福平、干扰素等药物引起的 AIN 中，可出现大量蛋白尿，甚至出现肾病综合征、镜下血尿或肉眼血尿。这些表现虽提示肾小球性病变，但病理上未见肾小球受损。其发病机制不明，可能由于感染或中毒引起肾小球毛细血管基底膜对蛋白和红细胞的通透性增加所致。

（二）辅助检查

1. 尿液检查

蛋白尿：多＜ 1 g/24 h。

脓尿：尿中可见白细胞或白细胞管型，药物引起者为无菌性脓尿、血尿。

血尿：一般为镜下血尿，红细胞管型少见。

嗜酸性粒细胞尿：尿中嗜酸性粒细胞占白细胞总数≥ 5% 有助于 AIN 的诊断，≥ 10% 则预示 AIN 的可能性达 57%。在前列腺炎、急性肾小球肾炎、膀胱肿瘤的患者中均可见到嗜酸性粒细胞尿，尿嗜酸性粒细胞阴性也不能排除 AIN。因此，嗜酸性粒细胞尿并非特异性的诊断指标。

2. 血液检查

血肌酐和尿素氮升高。

电解质紊乱、代谢性酸中毒：以高钾血症、高氯性代谢性酸中毒多见。

血嗜酸性粒细胞增多、血 IgE 升高：多见于过敏引起的 AIN 及特发性间质性肾炎。

血转氨酶升高：多为药物相关性肝损害。

贫血、血小板减少、溶血：在部分患者，如利福平等所致 AIN 中可见。

3. 细菌培养

部分感染引起的 AIN 患者中段尿或血细菌培养呈阳性。

（三）诊断要点

AIN 的确诊依靠病理检查：肾活检是诊断 AIN 的最可靠指标，据文献报道，AIN 患者肾穿刺活检前诊断率仅为 60%。然而，并非所有 AIN 患者均需行肾活检。对不明原因的急性肾功能衰竭临床怀疑 AIN、停用可疑药物后症状无改善，以及准备使用激素或免疫抑制药治疗的 AIN 患者有肾穿刺活检的指征，以区别肾间质浸润细胞的类型及纤维化的程度，从而有助于制订治疗方案，且后者与预后关系极其密切。

AIN 的诊断依据：①有可疑药物应用史。②患者有全身过敏表现，如皮疹、发热、血嗜酸性粒细胞增多，血 IgE 升高。③尿中白细胞增多（为嗜酸性粒细胞，而非中性粒细胞），尿蛋白轻微，血尿及红细胞管型少见；尿糖阳性而血糖正常。④短期内出现进行性肾功能减退。⑤肾大小正常或增大。⑥肾活检见肾间质中炎性细胞浸润、水肿，伴有肾小管上皮细胞退行性变、萎缩、坏死及再生为病理特征。

（四）鉴别诊断

当 AIN 发生急性肾功能衰竭时应与原发性急性肾功能衰竭及继发性急性肾功能衰竭相鉴别，各种急性肾功能衰竭除其共同表现外尚有各自原发病的特殊表现，但 AIN 多有全身过敏表现，血嗜酸性粒细胞增多及尿中出现嗜酸性粒细胞。

（五）治疗

1. 去除病因及诱因治疗

药物性急性间质性肾炎应停用相关药物。感染性急性间质性肾炎应进行抗感染治疗。

2. 对症治疗

休息，充足的能量及蛋白供给，维持水、电解质平衡和纠正酸碱平衡紊乱，有效控制血压。

可用糖皮质激素，如泼尼松 30 ~ 40 mg/d，好转后逐渐减量，共用 2 ~ 3 个月，严重者可用甲泼尼龙冲击疗法（0.2 ~ 0.5 g/d，静脉滴注 3 d），能加快疾病缓解。

3. 替代治疗

急性肾功能衰竭患者应及时行透析治疗。

二、慢性间质性肾炎

慢性间质性肾炎（GIN）是一组以肾小管萎缩和间质纤维化及部分炎性细胞浸润为突出表现的疾病，相应肾小球及血管病变较轻微。临床上，该病早期以肾小管的损害为主要表现，蛋白尿不明显；后期表现为慢性进展性肾功能衰竭。

（一）临床表现

原发病的症状和体征：消瘦、乏力、腰痛、关节痛、皮损等。

肾小管功能受损：出现糖尿、氨基酸尿及尿中碳酸氢盐、磷、尿酸等排出增加，尿蛋白排出增加但很少超过 2 g/d。

肾小球功能受损：本病后期多转为慢性肾功能不全。

（二）辅助检查

血常规：常见正细胞、正色素性贫血，血红蛋白和血细胞比容降低。

尿液检查：尿蛋白定量多 < 2 g/24 h，尿蛋白常为小分子的肾小管性蛋白（如 β 微球蛋白）；尿沉渣中有少量白细胞，常无管型和红细胞。

肾功能检查：①肾小管功能损害。远端小管受损出现尿比重低、尿渗透压低、高氯性酸中毒等；近端小管受损出现糖尿、氨基酸尿等。②肾小球功能损害。到晚期则有肾小球滤过功能明显受损，GFR 下降和血肌酐、尿素氮升高。

影像学检查：① CT 检查。可见双肾正常或缩小，表面不光滑。② B 超检查。双肾正常或缩小。③静脉肾盂造影。慢性肾盂肾炎者可见肾盂、肾盏变形扩张；药物性间质性肾炎时，放射造影剂沉积于肾盏区脱落的乳头周围而形成特征性的"环形征"；梗阻性肾病时可见肾盂积水。

其他检查：①镜下。肾间质纤维化，片状分布的肾小管萎缩和扩张是慢性间质性肾炎的主要特征。损伤萎缩的肾小管周围可见代偿性肥厚扩张的肾小管，早期肾小球和肾小血管正常，进展的慢性间质性肾炎肾小血管可出现动脉硬化样改变。晚期出现严重的肾小球周围纤维化和肾小球硬化，伴不同程度的肾间质单核细胞浸润。②免疫荧光。多为阴性。

（三）诊断要点

诊断要点主要包括以下几点：①具备原发病的特点。②尿常规尿蛋白量常 < 2 g/24 h，尿渗透压及比重明显下降。③肾小管功能受损早于肾小球。轻症慢性间质性肾炎 GFR 可正常；重症患者 GFR 下降，但 GFR 改变不明显时即有小管功能显著下降，可有各种电解质紊乱，有难以纠正的酸中毒。④双肾在晚期变小。⑤肾活检可见肾间质纤维化，肾小管萎缩和扩张，肾间质单核细胞浸润。

（四）鉴别诊断

原发性高血压性肾损害患者常有 5 年以上的原发性高血压病病史、常有家族史，伴有高血压所致多脏器功能损害，肾穿刺常有助于鉴别。慢性肾小球肾炎本病常有蛋白尿、血尿、水肿及高血压，常伴有肾功能不全，与慢性间质性肾炎难以鉴别；但前者常有慢性肾炎病史，肾小球功能损害先于肾小管，肾穿刺有助于鉴别。糖尿病肾病表现为轻度尿蛋白，尿沉渣检查呈阴性，血压高，尿糖阳性，易误诊为慢性间质性肾炎；但前者有糖尿病病史，肾穿刺有助于鉴别。

（五）治疗

1. 去除病因及诱因

停止镇痛药的应用，积极控制感染，治疗系统性疾病等，以防止脱水、低血压等使肾功能进一步减退的诱因。

2. 对症治疗

肾小管功能障碍者，维持水、电解质平衡，纠正酸碱平衡紊乱。

3. 替代治疗

慢性肾功能衰竭者行血液净化或肾移植。

三、马兜铃酸肾病

马兜铃酸肾病，又称为关木通中毒性肾病，是一类由关木通及其他含马兜铃酸的药物所造成的急性或慢性肾小管间质疾病。马兜铃酸肾病的确切发病机制仍不明确。现有研究表明，马兜铃酸主要损伤肾小管上皮细胞，但不同剂量的马兜铃酸损伤肾小管、导致间质纤维化的机制并不相同。马兜铃酸肾病以肾小管间质病变为主，但因服药剂量（包括单次剂量和累积剂量）、服用时间和病程以及肾基础疾病的不同，不同个体间病理改变存在显著差别，一般大剂量马兜铃酸急性肾中毒，肾病理以肾小管上皮细胞坏死和肾小管"裸膜"为特征，病程迁延者可见慢性马兜铃酸肾病的病变特征。小剂量马兜铃酸慢性中毒造成的慢性马兜铃酸肾病，肾病理以寡细胞性间质纤维化为特点，酷似巴尔干肾病。

（一）临床表现

马兜铃酸肾病的临床表现多样化，也与服用马兜铃酸的剂量、时间和病程及肾基础疾病相关，临床主要表现为急性和慢性肾功能不全，极少数患者表现为单纯肾小管功能障碍。此外，马兜铃酸肾病容易伴发泌尿道肿瘤。

1. 急性马兜铃酸肾病

此类患者多因尿路结石、腰腿痛或肾小球肾炎等在短期内服用了大剂量含马兜铃酸的药物而发生急性肾损伤，但小剂量甚至含马兜铃酸的中成药也可导致急性肾功能衰竭。患者发病迅速，通常在服药后不久（短至 2 h 内）即出现上消化道中毒症状如恶心、呕吐，严重者可有上消化道出血、肝功能异常以及血小板减少。50% 的患者有贫血和高血压，均有肾功能不全。50% 的患者表现为非少尿型急性肾功能衰竭。服药量较大者（关木通摄入总量超过 50 g）可发生少尿型急性肾功能衰竭。原有肾病的患者在服药后症状加重，尿量减少，血清肌酐和尿素氮进行性升高。血尿酸常正常或低于正常。肾体积增大或正常，肾锥体肿大，皮质回声可增强，尿液检查可有少量蛋白尿，尿蛋白以小分子量蛋白为主，通常无血尿或仅见少量均一型红细胞尿，肾小管功能受损严重，表现为肾性糖尿、氨基酸尿和肾小管酸中毒。视黄醇结合蛋白（RBP）、N- 乙酰 -β- 葡萄糖苷酶（NAG）及溶菌酶均显著升高，其中RBP 升高尤为突出。绝大多数急性马兜铃酸肾病患者肾功能无法恢复而转为慢性马兜铃酸肾病。

2. 慢性马兜铃酸肾病

慢性马兜铃酸肾病主要因长期小剂量服用含马兜铃酸的药物所致，少数由急性马兜铃酸肾病发展而来。患者多因头痛、耳聋、耳鸣、眼干涩、便秘、肾结石或慢性肾小球肾炎等原因长期连续或间断服用了马兜铃酸的中药制剂而得病。患者起病非常隐匿，症状多不典型。早期常无任何症状，甚至在停药半年或更长时间后才出现贫血、乏力、食欲缺乏、夜尿增多或低钾性软瘫等症状，常被误诊为消化系统或血液系统疾病，确诊时已经存在不同程度的肾功能减退，绝大部分患者伴有中至重度贫血，贫血程度较肾功能受损程度更加严重。50% 的患者有糖尿和（或）氨基酸尿。高血压发生率报道不一，可能与患者年龄、肾功能损害程度有关，血压常为轻至中度升高。B 超检查显示肾明显缩小，肾包膜不规整，可呈裙边样改变或双肾大小不对称。起病初有大剂量马兜铃酸中毒史、病程相对短的患者，其肾大小可正常，糖尿和氨基酸尿阳性率仍较高。尿液常规检查可为正常，也可有糖尿或少量蛋白尿（尿蛋白定量 < 1.5 g/24 h），尿蛋白电泳显示以小分子量蛋白尿为主（小分子量尿蛋白占 60% 以上）。尿沉渣检查正常或仅有少量红细胞，无白细胞。尿 RBP 明显升高，而 NAG 可正常或轻度升高。肾性糖尿病和氨基酸尿阳性率低于急性马兜铃酸肾病，部分患者仍可表现为范科尼综合征。尿酸化功能检查显示远端肾小管性酸中毒和（或）近端肾小管性酸中毒。

3. 单纯肾小管功能障碍

少部分患者就诊时肾功能正常，仅有单纯性肾小管功能障碍，如范科尼综合征、肾性糖尿病、肾小管酸中毒和多尿等。肾病理改变轻，主要表现为肾小管、上皮细胞变性，可有灶性刷状缘脱落。免疫荧光肾组织无免疫球蛋白沉积。这类患者摄入马兜铃酸的剂量较小，病程短，停药后肾小管功能障碍可以减轻或恢复正常，但也可逐渐转为慢性肾功能不全。这一类型可能是慢性马兜铃酸肾病的一种早期表现，应密切随访观察肾小管功能和肾小球滤过功能的变化。

4. 肿瘤

慢性马兜铃酸肾病合并泌尿系统肿瘤的发生率非常高。以输尿管或肾盂癌最常见，少数为膀胱乳头状肿瘤，而且肿瘤呈多灶性。

（二）实验室及其他检查

1. 实验室检查

急性马兜铃酸肾病尿常规显示不同程度的蛋白尿，伴或不伴少量红细胞及管型；血液检查见血小板减少。

慢性马兜铃酸肾病尿常规检查显示轻度蛋白尿，常伴肾性糖尿、低尿比重及低渗透压尿，后期血肌酐及尿素氮也增高。

肾小管功能障碍性马兜铃酸肾病尿常规显示轻度蛋白尿，镜检有形成分较少。肾小管浓缩功能轻度受损，而血肌酐及尿素氮正常。

2. 组织病理学检查

急性马兜铃酸肾病：病理表现为急性肾小管坏死。电子显微镜（简称电镜）检查可见肾小管上皮细胞微绒毛脱落，线粒体肿胀及线粒体嵴消失，部分细胞器崩解，基膜裸露。

慢性马兜铃酸肾病：病理表现呈慢性小管间质性肾病。电镜检查可见肾间质有大量束状胶原纤维，肾小管基膜增厚、分层，部分肾小球基膜缺血性皱缩。

肾小管功能障碍性马兜铃酸肾病：病理表现为肾小管变性。电镜检查可见近端小管上皮细胞微绒毛部分脱落，上皮细胞线粒体肿胀，部分细胞器崩解。

（三）诊断要点

诊断要点主要包括：①明确服用了含马兜铃酸的药物（尤其是关木通）或服用的药物中检测到马兜铃酸，或患者血液中含有马兜铃酸。②临床表现有肾功能不全、严重贫血和肾小管功能障碍（小分子量蛋白尿、肾性糖尿、氨基酸尿或范科尼综合征），无或少量红细胞尿（但在肾小球疾病的基础上发生马兜铃酸肾病时，仍可有蛋白尿和血尿）。③肾病理改变。急性马兜铃酸肾病除广泛或片状肾小管上皮细胞坏死外，小管基底膜裸露及无肾小管细胞再生是相对特征性的病变。慢性马兜铃酸肾病突出表现为皮质区或皮质、髓质交界处广泛间质纤维化和肾小管数量减少，无明显细胞浸润。④排除其他原因造成的肾小管间质性疾病，如药物间质性肾炎、自身免疫性疾病、单克隆免疫球蛋白沉积病、肾缺血等。

（四）鉴别诊断

马兜铃酸引起的急性肾小管坏死需与其他原因造成的中毒性急性肾小管坏死相鉴别。结合服药史或毒物接触史以及肾小管功能损害的特点，肾病理显示肾小管基底膜裸露而无细胞再生，鉴别诊断一般并不困难。

（五）治疗

不论急性或慢性马兜铃酸肾病，目前均无有效的治疗方法。在护理上医护人员应力求促进肾小管上皮细胞修复，阻止肾小管间质病变向慢性化病变发展。对慢性马兜铃酸肾病肾功能不全的患者，治疗目标在于抑制肾小管间质纤维化的进展，延缓慢性肾功能衰竭的发展。对病变已进展至终末期肾功能衰竭的患者，应适时给予肾替代治疗或肾移植。值得注意的是，由于此类患者在接受透析或移植后数年仍会罹患复发率和恶性程度较高的尿路移行上皮癌，因此，国外学者对此类终末期肾功能衰竭患者建议在进行肾移植的同时行双肾及输尿管摘除。

第四章　神经内科常见疾病诊疗

第一节　小动脉闭塞型脑梗死

小动脉闭塞型脑梗死是指大脑半球深部白质和脑干等中线部位，由直径为 100 ~ 400 μm 的穿支动脉血管闭塞导致的脑梗死。所引起的病灶为 0.5 ~ 15.0 mm^3 的梗死灶。大多由大脑前动脉、大脑中动脉、前脉络膜动脉和基底动脉的穿支动脉闭塞所引起。脑深部穿动脉闭塞导致相应灌注区脑组织缺血、坏死、液化，由吞噬细胞将该处组织移走而形成小腔隙。好发于基底节、丘脑、内囊、脑桥的大脑皮质贯通动脉供血区。临床引起相应的综合征，常见的有纯运动性轻偏瘫、纯感觉性卒中、构音障碍手笨拙综合征、共济失调性轻偏瘫和感觉运动性卒中。高血压和糖尿病是本病发病的主要危险因素，特别是高血压尤为重要。小动脉闭塞型脑梗死占脑梗死的 20% ~ 30%。

一、临床表现

本病常见于 40 ~ 60 岁的中老年人。小动脉闭塞型脑梗死患者中高血压的发病率约为 75%，糖尿病的发病率为 25% ~ 35%，有短暂性脑缺血发作（TIA）史者约有 20%。

（一）症状和体征

临床症状一般较轻，体征单一，一般无头痛、颅内高压症状和意识障碍。由于病灶小，又常位于脑的静区，故许多小动脉闭塞型脑梗死在临床上症状较轻或无症状。

（二）临床综合征

Fisher 根据病因、病理和临床表现，归纳为 21 种综合征，常见的有以下几种。

（1）纯运动性轻偏瘫（PMH）

最常见，约占 60%，有病灶对侧轻偏瘫，而不伴失语、感觉障碍和视野缺损，病灶多在内囊和脑干。

（2）纯感觉性卒中（PSS）

约占 10%，表现为病灶对侧偏身感觉障碍，也可伴有感觉异常，如麻木、烧灼和刺痛感。病灶在丘脑腹后外侧核或内囊后肢。

（3）构音障碍手笨拙综合征（DCHS）

约占 20%，表现为构音障碍、吞咽困难，病灶对侧轻度中枢性面、舌瘫，手的精细运动欠灵活，指鼻试验欠稳。病灶在脑桥基底部或内囊前肢及膝部。

（4）共济失调性轻偏瘫（AH）

病灶同侧共济失调和病灶对侧轻偏瘫，下肢重于上肢，可伴有锥体束征。病灶多在放射冠汇集至内囊处，或脑桥基底部皮质脑桥束受损所致。

（5）感觉运动性卒中（SMS）

少见，以偏身感觉障碍起病，再出现轻偏瘫，病灶位于丘脑腹后核及邻近内囊后肢。

腔隙状态是本病反复发作引起多发性小动脉闭塞型脑梗死后，有进行性加重的偏瘫、严重的精神障碍、痴呆、平衡障碍、二便失禁、假性延髓性麻痹、双侧锥体束征和类帕金森综合征等。近年由于有效控制血压及治疗的进步，现在已很少见。

二、辅助检查

（一）神经影像学检查

1. 颅脑 CT

非增强 CT 扫描显示为基底节或丘脑呈卵圆形低密度灶，边界清楚，直径为 10～15 mm。

由于病灶小，占位效应轻微，一般仅为相邻脑室局部受压，多无中线移位，梗死密度随时间逐渐减低，4 周后接近脑脊液密度，并出现萎缩性改变。增强扫描于梗死后 3 d 至 1 个月可能发现均一或斑块性强化，以 2～3 周明显，待达到脑脊液密度时，则不再强化。

2. 颅脑 MRI

MRI 显示比 CT 优越，尤其是对脑桥的小动脉闭塞型脑梗死和新旧小动脉闭塞型脑梗死的鉴别有意义，增强后能提高阳性率。颅脑 MRI 检查在 T_2WI 上显示高信号，是小动脉阻塞后新的或陈旧的病灶。T_1WI 和 T_2WI 分别表现为低信号和高信号斑点状或斑片状病灶，呈圆形、椭圆形或裂隙形，最大直径常为数毫米，一般不超过 1 cm。急性期 T_1WI 的低信号和 T_2WI 的高信号，常不及慢性期明显，由于水肿的存在，使病灶看起来常大于实际梗死灶。注射造影剂后，T_1WI 急性期、亚急性期和慢性期病灶显示增强，呈椭圆形、圆形，也可呈环形。

3. CT 血管成像、MRA

了解颈内动脉有无狭窄及闭塞程度。

（二）超声检查

经颅多普勒超声（TCD）了解颈内动脉狭窄及闭塞程度。三维 B 超检查，了解颈内动脉粥样硬化斑块的大小和厚度。

（三）血液学检查

了解有无糖尿病和高脂血症等。

三、诊断与鉴别诊断

（一）诊断

①中老年人发病，多数患者有高血压病史，部分患者有糖尿病史或 TIA 史。②急性或亚急性起病，症状比较轻，体征比较单一。③临床表现符合 Fisher 描述的常见综合征之一。④颅脑 CT 或 MRI 发现与临床神经功能缺损一致的病灶。⑤预后较好，恢复较快，大多数患者不遗留后遗症状和体征。

（二）鉴别诊断

1. 小量脑出血

均常见于中老年发病，有高血压和急起的偏瘫和偏身感觉障碍，但小量脑出血头颅 CT 显示高密度灶即可鉴别。

2. 脑囊虫病

CT 均表现为低信号病灶，但是，脑囊虫病 CT 呈多灶性、小灶性和混合灶性病灶，临床表现常有头痛和癫痫发作，血和脑脊液囊虫抗体阳性，可供鉴别。

四、治疗

（一）抗血小板聚集药物

抗血小板聚集药物是预防和治疗小动脉闭塞型脑梗死的有效药物。

肠溶阿司匹林（或拜阿司匹林）：每次 100 mg，每日 1 次，口服，可连用 6 ~ 12 个月。

氯吡格雷：每次 50 ~ 75 mg，每日 1 次，口服，可连用半年。

西洛他唑：每次 50 ~ 100 mg，每日 2 次，口服。

曲克芦丁：每次 200 mg，每日 3 次，口服；或每次 400 ~ 600 mg 加入 5% 葡萄糖注射液或 0.9% 氯化钠注射液 500 mL 中静脉滴注，每日 1 次，可连用 20 d。

（二）钙通道阻滞剂

氟桂利嗪：每次 5 ~ 10 mg，睡前口服。

尼莫地平：每次 20 ~ 30 mg，每日 3 次，口服。

尼卡地平：每次 20 mg，每日 3 次，口服。

（三）血管扩张药

丁苯酞：每次 200 mg，每日 3 次，口服。偶见恶心、腹部不适，有严重出血倾向者忌用。

倍他司汀：每次 6 ~ 12 mg，每日 3 次，口服。可有恶心、呕吐等不良反应。

（四）内科病的处理

有效控制高血压、糖尿病、高脂血症等，坚持药物治疗，定期检查血压、血糖、血脂、心电图和有关血液流变学指标。

第二节　帕金森病

帕金森病（PD）是发生于中年以上的中枢神经系统慢性进行性变性疾病，病因至今不明。多缓慢起病，逐渐加重。病变主要在黑质和纹状体。其他疾病累及锥体外系统也可引起同样的临床表现者，则称为帕金森病或帕金森综合征。由英国医生 James Parkinson 在 1817 年首先描述。我国 65 岁以上人群患病率为 1700/10 万，随年龄增高，男性稍多于女性。

一、临床表现

（一）静止性震颤

肢体和头面部不自主抖动，这种抖动在精神紧张时和安静时尤为明显，病情严重时抖动呈持续性，只有在睡眠后消失。

（二）肌强直，肌张力增高

表现为手指伸直，掌指关节屈曲，拇指内收，腕关节伸直，头前倾，躯干俯屈，髋关节和膝关节屈曲等特殊姿势。

（三）运动障碍

运动减少，动作缓慢，写字越写越小，精细动作不能完成，开步困难，慌张步态，走路前冲，呈碎步，面部缺乏表情。

（四）其他症状

多汗、便秘，油脂脸，直立性低血压，精神抑郁症状等，部分患者伴有智力减退。

二、辅助检查

（一）MRI

唯一的改变为在 T_2 加权像上呈低信号的红核和黑质网状带间的间隔变窄。

（二）正电子发射体层摄影

可检出纹状体摄取功能下降，其中又以壳核明显，尾状核相对较轻，即使症状仅见于单侧的患者也可查出双侧纹状体摄功能降低。尚无明确症状的患者，PET 若检出纹状体的摄取功能轻度下降或处于正常下界，以后均发病。

三、诊断与鉴别诊断

（一）诊断

帕金森病实验室检查及影像学检查多无特殊异常，临床诊断主要依赖发病年龄、典型临床症状（运动迟缓、肌强直和静止性震颤）及治疗性诊断（即应用左旋多巴有效）。

帕金森病诊断明确后，还须进行帕金森病综合评量表（UPDRS）评分及分级，来评判帕金森病的严重程度并指导下一步治疗。

（二）鉴别诊断

脑炎后帕金森综合征：通常所说的昏睡性脑炎所致帕金森综合征，已多年未见报道，因此该脑炎所致脑炎后帕金森综合征也随之消失。近年来报道病毒性脑炎患者可有帕金森样症状，但本病有明显感染症状，可伴有脑神经麻痹、肢体瘫痪、抽搐、昏迷等神经系统损害的症状，脑脊液可有细胞数轻或中度增高、蛋白增高、糖减低等。病情缓解后其帕金森样症状随之缓解，可与帕金森病鉴别。

肝豆状核变性：隐性遗传性疾病，约1/3有家族史，青少年发病，可有肢体肌张力增高、震颤、面具样脸、扭转痉挛等锥体外系症状。具有肝脏损害，角膜色素环及血清铜蓝蛋白降低等特征性表现。可与帕金森病鉴别。

特发性震颤：属显性遗传病，表现为头、下颌、肢体不自主震颤，震颤频率可高可低，高频率者甚似甲亢，低频者甚似帕金森震颤。本病无运动减少、肌张力增高及姿势反射障碍，并于饮酒后消失，普萘洛尔治疗有效等，可与原发性帕金森病鉴别。

进行性核上性麻痹：本病也多发于中老年，临床症状可有肌强直、震颤等锥体外系症状，但本病有凸出的眼球凝视障碍、肌强直以躯干为重、肢体肌肉受累轻而较好地保持了肢体的灵活性、颈部伸肌张力增高致颈项过伸与帕金森病颈项屈曲显然不同，均可与帕金森病鉴别。

原发性直立性低血压：临床常有锥体外系症状，但因有突出的自主神经症状，如昏厥、直立性低血压、性功能及膀胱功能障碍、左旋多巴制剂治疗无效等，可与帕金森病鉴别。

药物性帕金森综合征：过量服用利血平、氯丙嗪、氟哌利多醇及其他抗抑郁药物均可引起锥体外系症状，因有明显的服药史，并于停药后减轻，可资鉴别。

良性震颤：指没有脑器质性病变的生理性震颤（肉眼不易觉察）和功能性震颤。功能性震颤包括如下内容。

①生理性震颤加强（肉眼可见）。多呈姿势性震颤，与肾上腺素能的调节反应增强有关；也见于某些内分泌疾病，如嗜铬细胞瘤、低血糖、甲状腺功能亢进症。

②可卡因和乙醇中毒以及一些药物的不良反应。癔症性震颤，多有心因性诱因，分散注意力可缓解震颤。

③其他。情绪紧张时和做精细动作时出现的震颤。良性震颤临床上无肌强直、运动减少和姿势异常等帕金森病的特征性表现。

四、治疗

（一）一般治疗

因本病的临床表现为震颤、肌强直、运动障碍、便秘和生活不能自理，故家属及医务人员应鼓励帕金森病早期患者多做主动运动，尽量继续工作，培养业余爱好，多吃蔬菜、水果，防止摔跤，避免刺激性食物和烟酒。对晚期卧床患者，应勤翻身，多在床上做被动运动，以防止发生关节固定、压疮及坠积性肺炎。

（二）药物治疗

帕金森病宜首选内科治疗，多数患者可通过内科药物治疗缓解症状。

各种药物治疗虽能使患者的症状在一定时期内获得一定程度的好转，但皆不能阻止本病的自然发展。药物治疗必须长期坚持，而长期服药则药效减退和不良反应难以避免。虽然有相当一部分患者通过药物治疗可获得症状改善，但即使目前认为效果较好的左旋多巴或复方多巴，也有 15% 左右患者根本无效。用于治疗本病的药物种类繁多，现今最常用的仍为抗胆碱能药和多巴胺替代疗法。

1. 抗胆碱能药物

该类药物最早用于帕金森病的治疗，常用者为苯海索 2 mg，每日 3 次口服，可酌情增加；东莨菪碱 0.2 mg，每日 3 ~ 4 次口服；甲磺酸苯扎托品 2 ~ 4 mg，每日 1 ~ 3 次口服等。因甲磺酸苯扎托品对周围副交感神经的阻滞作用，不良反应多，应用越来越少。

2. 多巴胺替代疗法

此类药物主要补充多巴胺的不足，使乙酰胆碱 - 多巴胺系统重获平衡而改善症状。最早使用的是左旋多巴，但其可刺激周围多巴胺受体，引起多方面的周围不良反应，如恶心、呕吐、厌食等消化道症状和血压降低、心律失常等心血管症状。目前不主张单用左旋多巴治疗，用它与苄丝肼或卡比多巴片的复合制剂。常用的药物有美多芭、息宁。

美多芭：是左旋多巴和苄西肼 4 : 1 配方的混合剂。对病变早期的患者，开始剂量可用 62.5 mg，日服 3 次。如患者开始治疗时症状显著，则开始剂量可为 125 mg，每日 3 次；如效果不满意，可在第 2 周每日增加 125 mg，第 3 周每日再增加 125 mg。若患者的情况仍不满意，则应每隔 1 周每日再增加 125 mg。如果美多芭的日剂量＞1 000 mg，需再增加剂量，只能每月增加 1 次。该药明显减少了左旋多巴的周围不良反应，但却不能改善其中枢不良反应。

息宁：是左旋多巴和卡比多巴片 4 : 1 的复合物，开始剂量可用 125 mg，日服 2 次，以后根据病情逐渐加量。其加药的原则和上述美多芭的加药原则是一致的。

3. 多巴胺受体激动剂

多巴胺受体激动剂能直接激动多巴胺能神经细胞突触受体，刺激多巴胺释放。

溴隐亭：最常用，对震颤疗效好，对运动减少和强直均不及左旋多巴，常用剂量维持量为每日 1.25 ～ 30 mg。

吡贝地尔：使用剂量是每日 100 ～ 200 mg。可以从小剂量每日 50 mg 开始，可逐渐增加剂量。在帕金森病的早期，可以单独使用吡贝地尔治疗帕金森病，剂量最大可增加至每日 150 mg。如果和左旋多巴合并使用，剂量可以维持在每日 50 ～ 150 mg。

（三）外科手术治疗

1. 立体定向手术治疗

立体定向手术包括神经核毁损术和脑深部电刺激术（DBS）。

（1）神经核毁损术

第一次手术适应证：长期服药治疗无效或药物治疗不良反应严重者；疾病进行性缓慢发展已超过 3 年；年龄在 70 岁以下；工作能力和生活能力受到明显限制（按 Hoehn-Yahr 分级为Ⅱ～Ⅳ级）；术后短期复发，同侧靶点再手术。

第二次对侧靶点毁损手术适应证：第一次手术效果好，术后震颤僵直基本消失，无任何并发症者；手术近期疗效满意并保持在 12 个月以上；年龄在 70 岁以下；两次手术间隔时间要 1 年；目前无明显自主神经功能紊乱症状或严重精神症状，病情仍维持在Ⅱ～Ⅳ级。

禁忌证：症状很轻，仍在工作者；年老体弱；出现严重关节挛缩或有明显精神障碍；严重的心、肝、肾功能不全，高血压脑动脉硬化者或有其他手术禁忌证。

（2）脑深部慢性电刺激

目前 DBS 最常用的神经核团为丘脑腹中间核、丘脑底核和苍白球腹后部。

慢性刺激术控制震颤的效果优于丘脑腹外侧核毁损术，后者发生并发症也常影响手术的成功。通过改变刺激参数可减少不必要的不良反应，远期疗效可靠。该法尚可用于非帕金森性震颤，如多发硬化和创伤后震颤。

丘脑底核也是刺激术时选用的靶点。有学者报道应用此方法观察治疗一例运动不能的帕金森病患者。靶点定位方法为脑室造影，并参照立体定向脑图谱，同时根据慢性电极刺激和电生理记录进行调整。发现神经元活动自发增多的区域位于 AC-PC（为前连合后缘中点至后连合前缘中点的连线）平面下 2 ～ 4 mm，AC-PC 线中点旁 10 mm。对该处进行 130 Hz 刺激，可立即缓解运动不能症状（主要在对侧肢体），但不诱发半身舞蹈症等运动障碍。上述观察表明，对丘脑底核进行慢性电刺激可用于治疗运动严重障碍的帕金森病患者。

2. 脑细胞移植和基因治疗

帕金森病脑细胞移植术和基因治疗已在动物实验上取得很大成功，但临床研究显示，胚胎脑移植只能轻微改善 60 岁以下患者的症状，并且 50% 的患者在手术后出现不随意运动的不良反应；因此，目前此手术还不宜普遍采用。基因治疗还停留在实验阶段。

第五章　心血管内科患者的护理

第一节　心律失常

一、护理评估

（一）病史及心理—社会反应

患病的起始时间、诱因、主要症状、用药情况、有无晕厥史等既往史。

评估生活方式日常生活是否规律，有无烟酒嗜好或摄入含咖啡因过多的食物，有无熬夜生活习惯，有无睡眠障碍等。

评估患者对疾病的了解程度。

心理—社会状况有无负面情绪及程度，是否适应角色的转变，家庭成员对患者关心和支持的程度，家庭经济情况。

（二）身体评估

评估患者生命体征、体位、皮肤黏膜情况，目前的主要不适及病情变化，对日常活动、饮食、睡眠、大小便有无影响，营养状况有无改变。

评估患者的生活自理能力，评估患者有无血栓、跌倒等风险。

（三）相关检查

血液检查、十二导联心电图检查、24 h 动态心电图检查、心脏超声心动图、经食管超声心动图、经食管心脏起搏术、心脏电生理检查、X 线胸片、心脏 MRI、运动试验等。

二、护理诊断

活动无耐力：与心律失常致心排血量减少、组织缺血缺氧有关。

焦虑：与心律失常反复发作，对治疗缺乏信心有关。

潜在并发症：猝死。

三、护理措施

（一）一般护理

1. 饮食

给予富含纤维素的食物，以防便秘；避免饱餐及摄入刺激性食物如咖啡、浓茶等。

2. 休息

心律失常发作引起心悸、胸闷、心脏停搏感、乏力、气促、出汗、头晕、黑蒙等不适症状时应卧床休息，保证充足睡眠，休息时避免左侧卧位，以防左侧卧位时心脏搏动感明显而加重不适。

3. 密切观察病情

监测心率、心律变化，及早发现危险征兆。密切测量生命体征，如出现危险心律，及时告知医生并配合处理。监测电解质变化，尤其是血钾情况。备好抢救器材（如除颤仪、临时起搏器、心电图机）及各种抗心律失常抢救药品。

（二）专科护理

1. 室上性心动过速护理

协助检查：未明确诊断的窄 QRS 波心动过速急性期和未明确诊断的宽 QRS 波心动过速急性期，对于血流动力学稳定者，协助患者行十二导联心电图检查。

终止急性发作的护理指导：患者终止心动过速急性发作的物理方法，首选迷走神经刺激操作法，最好保持仰卧位且腿部抬高，或深吸气后屏气同时用力做呼气动作（Valsalva 法），或用压舌板等刺激咽喉部产生恶心感，可终止发作。迷走神经刺激过程中做好安全护理，选择床边操作，避开餐后刺激咽喉部以免呕吐引起窒息。密切观察效果及患者生命体征变化，无效或生命体征有异常时及时告知医生。

电复律护理：室上性心动过速伴明显低血压和严重心功能不全者，应使用电复律终止发作，室管心房调搏可用于所有室上性心动过速患者，特别适用于各种原因无法用药者，如有心动过缓病史。如果所有药物均无效或存在应用禁忌，即便此时血流动力学稳定，直流电复律仍可用于终止心动过速。预激合并房颤的急性期，血流动力学稳定的患者如果药物治疗不能逆转或控制心动过速，建议行同步直流电复律。电复律术前做好患者评估，做好解释工作，备好抢救药物及急救仪器，术中及术后密切观察患者生命体征，及时发现病情变化告知医生。

用药护理：抗心律失常药物主要用于室上性心动过速急性发作的终止，长期应用由于疗效差及相关不良反应，临床应用价值有限。妊娠前 3 个月，建议尽量避免使用所有抗心律失常药物，如果必要，一些药物可以谨慎应用。妊娠女性禁用胺碘酮。应用抗心律失常药物时，密切观察药物疗效及不良反应，防止毒副作用的发生。根据不同抗心律失常药物的不良反应给予相应的护理。

进行房扑的转复，静脉注射应用伊布利特时，避免用于 QT 间期延长、明显低钾血症、左心室肥厚、LVEF 明显降低者，以免发生促心律失常作用。用药前做好准备，详细了解病史；复查心电图，测量 QTc 间期；QTc 间期＞440 ms 者禁用伊布利特；了解患者年龄、体重和一般状况；需常规有效抗凝治疗 3 周，或行经食管超声检查证实心房内无血栓；心室率＜ 55 次 /min，控制血压；患者禁食 2 h，复查电解质、吸氧，开通 2 条静脉通道，用药前纠正低钾或低镁血症，当血钾＞ 4.0 mmol/L 时给药相对安全，血钾＜ 3.5 mmol/L 时，应补钾后再用伊布利特。应充分准备好血压监测仪、除颤器、床旁临时起搏器、抢救药物等急救设备和药品，转复前 10 min 开始描记心电图，并持续心电监护。静脉注射伊布利特时应密切监测心电，包括 QTc 间期、心率、QRS 波形态等，用药过程中需在床旁密切观察 45 min 以上，及时发现多形性室速 / 尖端扭转型室速（TDP）等不良的心脏电生理作用。推药的速度要缓慢、匀速（建议使用恒速微量泵），推注速度忽快忽慢容易发生短阵室速。停药指标：用药剂量不超过 2 mg；成功转复或出现快速型心律失常、QTc 间期延长＞ 60 ms、心室率＜ 50 次 /min、Ⅱ度或Ⅱ度以上房室传导阻滞、TDP、收缩压 90 mmHg、QRS 波时限的延长超过 50% 时立即停止给药。用药后监测方案：持续心电监测 4 h；监测 QTc 间期；十二导联心电图；针对肝功能异常、血流动力学不稳定的室速，延长监测时间至 QTc 间期恢复正常，除颤器应一直处于备用状态。

使用普罗帕酮终止室上性心动过速，心动过速终止后应即刻停止注射，使用时应注意生命体征及心电监护，观察有无低血压、心动过缓并发症。

2. 心房颤动护理

伴有血流动力学障碍的心房颤动是紧急复律的指征。复律方法有电复律和药物复律。复律前应检测电解质，但紧急复律不需等待结果。神志清醒者应给予静脉注射镇静剂（如地西泮、咪达唑仑等），直至意识模糊状态后进行电复律。新发心房颤动无明显器质性心脏病，不伴有低血压及明显左室肥厚（室壁厚度＞ 1.4 cm）。血电解质和 QTc 间期正常，可使用伊布利特。开始给药至给药后 4 h 需持续心电图监护，防止发生药物促心律失常，如 TDP。有器质性心脏病的新发心房颤动患者，推荐静脉应用胺碘酮。胺碘酮负荷量 150 mg，稀释后 10 min 静脉注射，继之以恒速泵静脉泵注，维持剂量根据心律失常情况，酌情调整，24 h 最大静脉用量不超过 2.2 g。亦可按照如下用法：负荷量 5 mg/kg，0.5 ~ 1.0 h 静脉输注，继之 50 mg/h 静脉滴注。电复律应采用同步方式。起始电量 100 ~ 200 J（双相波），200 J（单相波）。一次复律无效，应紧接进行再次复律（最多 3 次）。再次复律应增加电量，最大可用到双相波 200 J，单相波 300 J。胺碘酮可扩张外周血管和冠状动脉，使用过程中要监测患者血压。严密观察注射部位血管情况，避免静脉炎的发生。如发生静脉炎，立即更换注射部位并于原注射部位予多磺酸黏多糖乳膏外涂。

胺碘酮临床上主要用于房颤、房扑和室速等心律失常。口服需要先给负荷量，然后改为维持量。常用负荷量的方法为 2 周内给药 7 g，即第 1 周每日 3 次，每次 0.2 g，第 2 周每日 2 次，每次 0.2 g，第 3 周改为维持量，每日 1 次，每次 0.2 g，一般维持半年后可酌情减量。

地高辛能很好地控制休息心率，但不能完全控制运动心率。在收缩性心力衰竭患者中使用是正确的。应用地高辛时每次监测脉搏后给药、当脉搏＜ 60 次 /min 时，应告知医生，暂停给药。定期监测地高辛浓度，观察有无恶性心律失常等不良反应。

及时查看患者经食管 B 超或肺静脉 CT 有无血栓形成，观察患者有无血栓脱落引起的卒中等栓塞症状。

服用抗凝药时注意观察患者有无出血先兆，定期复查凝血指标、大便常规等。

3. 室性心律失常护理

严密观察患者生命体征及心电监护情况，室性期前收缩负荷 > 20% 是全因死亡和心血管死亡的高危因素，要及时发现室速、室颤及猝死等恶性心血管事件。

用药护理遵医嘱给予抗心律失常药物并观察疗效。根据不同抗心律失常药物的不良反应给予相应的护理，室速应用利多卡因可致头晕、嗜睡、视物模糊、抽搐和呼吸抑制，因此静脉注射累积不宜超过 300 mg/h。

四、健康教育

（一）疾病宣教

讲解心律失常的常见病因、诱因，如情绪紧张、过度劳累、急性感染、寒冷刺激、不良生活习惯等。

（二）心理健康宣教

注意劳逸结合、生活规律；保持乐观、稳定的情绪；戒烟酒，避免摄入刺激性食物如咖啡、浓茶等，避免饱餐、过度劳累、情绪激动及感染，以防止诱发心律失常。

（三）控制体重

超重或者肥胖的房颤患者建议减重。肥胖与心房电重构相关。一方面，症状性房颤的肥胖患者在体重减轻后症状缓解、房颤发作频率降低。另一方面，肥胖的房颤患者在导管消融后减重效果更佳。减重还可以延缓阵发性房颤向持续性房颤的进展，在减重的房颤患者中会出现持续性房颤转变为阵发性房颤或恢复窦性心律的良好效果。

（四）用药宣教

讲解遵医嘱服用抗心律失常药物的重要性，不可擅自减量、停药或改用。教会患者观察药物疗效和不良反应。房颤患者射频消融术后需口服抗凝药如华法林、达比加群酯、利伐沙班等，口服华法林者应严密监测国际标准化比值（INR）在 2.0 ~ 3.0。服用达比加群酯或利伐沙班者应每 3 个月或 6 个月监测肝、肾功能，发现异常及时就诊。

（五）生活宣教

有晕厥史者应避免从事驾驶、高空作业等有危险的工作。有头昏、黑蒙时应立即平卧休息以免摔伤，并及时就诊。对于有心律失常、结构性心脏病或其他心血管疾病症状与体征的运动员，除了评估运动的影响外，其他评估应同非运动员患者。

有晕厥或晕厥前症状、有严重症状的运动员，在充分评价心血管疾病的风险前，应停止竞技性比赛。

（六）家庭护理

教会患者及家属测量脉搏的方法，心律失常发作时的应对措施，包括教会其刺激迷走神经的方法，教会院外心肺复苏术，以便院外自我监测病情和自救。向植入有永久心脏起搏器的患者讲解起搏器自我监测内容与家庭护理方法，并按时复查检测起搏器性能。

第二节　原发性高血压

一、护理评估

（一）病史及心理—社会反应

家族史：询问患者有无高血压家族史以及心血管疾病家族史。

病程：初次发现或诊断高血压的时间、场合，了解血压最高水平。

高血压药物治疗史：说明既往及目前使用的降压药物种类、剂量、疗效及有无不良反应。

高血压相关的心脑血管疾病的病史：如卒中或一过性脑缺血、冠心病、心力衰竭、心房颤动、外周血管病、糖尿病、痛风、血脂异常、肾脏疾病和性功能异常等症状和治疗情况。

临床症状表现：部分高血压患者并无特异性症状。询问是否有头痛、头晕、恶心、颈项强直以及夜尿多、无力、发作性软瘫等；阵发性头痛、心悸、多汗；打鼾伴有呼吸暂停和胸闷气短等可疑继发性高血压的症状。

生活方式：盐、酒及脂肪的摄入量，吸烟情况，体力活动量，体重变化及睡眠习惯等。

心理社会因素：包括家庭情况、工作环境、工作和生活经历事件、文化程度以及有无精神创伤等。

（二）身体评估

主要包括测量血压、脉率、体重指数（BMI）、腰围及臀围，听诊注意心脏心音、心率、心律，血管杂音（颈动脉、肾动脉、腹主动脉等），检查四肢动脉搏动和神经系统体征等。评估患者是否有血栓形成风险及跌倒、压疮等风险。

（三）相关检查

基本项目：血生化（血钾、血钠、空腹血糖、血脂、血尿酸和肌酐）、外周血常规、尿液分析（尿蛋白、尿糖和尿沉渣镜检）、心电图等。

推荐项目：尿白蛋白/肌酐比值、尿蛋白定量、糖化血红蛋白、口服葡萄糖耐量试验、血清高敏 CRP、动态血压监测、超声心动图、颈动脉 B 超、眼底以及 X 线胸片等。

选择项目：通过对血液、唾液、其他体液或细胞对 DNA 进行检测，发现高血压的易感基因，从而通过改善自己的生活习惯和方式而延缓疾病的发生。

二、护理诊断

疼痛：头痛，与高血压脑血管痉挛有关。

活动无耐力：与并发心力衰竭有关。

有受伤的危险：与头晕和视物模糊有关。

执行治疗方案无效：与缺乏相应知识和治疗的复杂性、长期性有关。

潜在并发症：心力衰竭、脑血管意外、肾功能衰竭。

三、护理措施

（一）一般护理

饮食护理：合理膳食减少钠盐摄入，每人每日食盐量不超过 5 g，增加钾盐摄入。戒烟限酒，改善生活方式。

控制体重：BMI $< 24 \ kg/m^2$。腰围：男性 $< 90 \ cm$，女性 $< 85 \ cm$。方法是限制能量摄入和增加体力活动。

运动：适宜运动，中等强度有氧运动。

中等强度：相当于运动时，动用 40% ~ 59% 储备摄氧量或储备心率，或动用 64% ~ 76% 最大心率（最大心率 =220－年龄，则目标心率 =64% ~ 76% 最大心率），或运动时达到自觉疲劳分级中的"有些吃力"。人们常以最大心率为参考标准。

受基础疾病和个体运动耐力差异的影响，高血压患者的运动强度应尽可能遵循运动处方，循序渐进，以能耐受、不引起身体不适为度。①有氧运动，如步行、慢跑、太极、游泳、骑车、登山等。②运动频率，每周 4 ~ 7 次，每次持续 30 ~ 60 min。③心理护理，避免压力过大，保持心态平衡和良好睡眠，劳逸结合。

（二）专科护理

1. 药物护理

遵医嘱应用降压药物治疗，密切监测血压变化以判断疗效，做好用药宣教并注意观察药物的不良反应。

（1）利尿剂

护理要点：①服用利尿剂时要注意补钾，定期监测电解质。②夜晚不宜服用。③注意预防直立性低血压。④痛风者禁用。

不良反应过度利尿可致低血压、低钾血症、乏力。

（2）β受体阻滞剂

护理要点：①定期监测血压及心率变化，询问有无头晕等症状。②用药应从低剂量开始，根据血压、心率耐受情况逐渐加量。③严格按时按量，规律服药，不可自行停药。

不良反应：①常见的有口干、乏力、胸闷、头晕。②少数哮喘患者可能会诱发支气管痉挛、心力衰竭加重、睡眠障碍等。③罕见房室传导时间延长、肌肉痉挛、血小板减少、皮肤过敏等。

（3）钙通道阻滞剂

护理要点：严密监测心率及血压情况。

不良反应：反射性心动过速、头痛、面色潮红、踝部水肿、便秘等。使用地尔硫草时注意心动过缓或传导阻滞的发生。

（4）血管紧张素转化酶抑制剂

护理要点：①妊娠及哺乳期妇女禁用。②肾血管性高血压尤其双肾动脉狭窄者禁用。③应用 ACEI 治疗前应检测血钾、血肌酐。④一般不与保钾利尿药合用以免发生高钾血症。

不良反应：最常见干咳。首剂低血压反应、高钾血症。严重而罕见的不良反应为血管神经性水肿。

（5）血管紧张素Ⅱ受体拮抗剂

护理要点：双侧肾动脉狭窄，高钾血症及妊娠妇女禁用。

不良反应：少见，偶有腹泻。

（6）α受体阻滞剂

护理要点：开始给药时应在入睡前，以预防直立性低血压发生。直立性低血压者禁用。从小剂量开始加量，服药前避免血容量不足。

不良反应：嗜睡、腹泻、直立性低血压、偶发的心动过速。

2. 头痛及头晕护理

为患者提供安静、温度湿度适宜的环境，尽量减少探视。护士操作应相对集中，动作轻巧，防止过多干扰患者。患者头痛及头晕时嘱其卧床休息，抬高床头，床上改变体位时动作要慢，若必要下床时需家属或护士陪同。

3. 直立性低血压的预防及处理

直立性低血压是血压过低的一种特殊情况，是指在体位变化时，如从卧位、坐位或蹲位突然站立（直立位）时，发生血压突然过度下降同时伴有头晕或晕厥等脑供血不足的症状。一旦发生直立性低血压，应平卧，且下肢取抬高位，以促进下肢血液回流。指导患者预防直立性低血压的方法：避免长时间站立，尤其在服药后最初几小时，改变姿势时，特别是从卧位、坐位起立时动作宜缓慢；且服药后应休息一段时间再进行活动。

4. 高血压急症护理

（1）避免诱因

如情绪激动、劳累、寒冷刺激和随意增减药量。

（2）病情监测

定期监测血压，一旦发现血压急剧升高、剧烈头痛、呕吐、大汗、视物模糊、面色及神志改变、肢体运动障碍等症状，立即通知医生。

（3）急症护理

患者应绝对卧床休息，避免一切不良刺激和不必要的活动，协助生活护理，给予持续低浓度吸氧。对昏迷或抽搐的患者应加强护理，保持呼吸道通畅，防止咬伤、窒息或坠床。安抚患者情绪，必要时应用镇静药。进行心率、血压、呼吸监护。迅速建立静脉通路，遵医嘱尽早应用降压药物进行控制性降压。降压不宜过快或过低。应用硝普钠和硝酸甘油时，应注意避光，并持续监测血压，严格遵医嘱控制滴速；密切观察药物的不良反应。

四、健康教育

（一）疾病知识指导

让患者了解病情，包括高血压分级、危险因素，以及高血压治疗的长期性、依从性的重要性。

（二）生活方式指导

饮食指导：减少钠盐摄入，每天钠盐摄入应 < 5 g；限制总能量，尤其要控制油脂类的摄入；适当补充蛋白质，增加新鲜蔬菜和水果，增加膳食中钾的摄入。

控制体重：高血压者应控制体重，避免超重和肥胖。

戒烟限酒：白酒 < 50 mL/d，葡萄酒 < 100 mL/d，啤酒 < 300 mL/d。

运动指导：定期的体育锻炼可增加消耗、降低血压、改善糖代谢等。

（三）用药指导

强调长期药物治疗的重要性，降压治疗的目的是使血压达到目标水平，从而降低脑卒中、急性心肌梗死和肾脏疾病等并发症发生和死亡的危险，因此应嘱患者长期服药并按时按量服药，不能擅自停药。服用利尿剂患者注意观察尿量和电解质，特别是血钾情况。

（四）家庭血压监测指导

教会患者和家属正确的家庭血压监测方法，推荐使用合格的上臂式自动血压计自测血压，监测血压"四定"：定时间、定体位、定部位、定血压计。

定时间：初诊或血压不稳定者，建议测早晚血压，每次 2 ~ 3 遍，每次间隔 1 ~ 2 min，取平均值；血压稳定者，建议每日固定时间测晨起血压，可在晨起排便后，服用降压药和早餐前。

定体位：血压计与心脏保持同一水平线，测量血压的常见体位有坐位和卧位。坐位时肱动脉平第四肋，卧位时肱动脉平腋中线。

定部位：相同条件下，左、右手臂的血压测量值相差约 10 mmHg，首次测两臂血压，以较高的一侧为固定测量的上臂。

定血压计：每个血压计都存在一定误差，定血压计才能避免血压误差。

（五）心理指导

鼓励患者表达自身感受，教会患者自我放松的方法，针对个体情况进行针对性心理护理。鼓励患者家属和朋友给予患者关心和支持，增强患者信心。

（六）定期随访

经治疗后血压达标者，可每 3 个月随访 1 次；血压未达标者，建议每 2 ~ 4 周随访 1 次。

第六章　呼吸内科患者的护理

第一节　急性呼吸道感染

一、急性上呼吸道感染

（一）护理评估

1.健康史

评估患者病因和发病史，是否有受凉感冒史。对流行性感冒者，应详细询问患者及家属的流行病史，以有效控制疾病进展。

2.身体评估

主要评估患者的症状和体征，并密切注意进展程度。如是否有咽部不适感，发热，咳嗽，咳痰，疼痛，水、电解质紊乱等。尤其注意对发热患者的体温、持续时间、伴随症状以及用药情况进行详细评估。

3.心理—社会状况

重点了解患者对流行性感冒预防知识与健康行为掌握的程度，以及患病后患者的主要心理问题，如焦虑、紧张等。

（二）护理诊断

舒适状态改变：与咽痛、发热有关。

清理呼吸道低效：与年老体弱或痰量增多且黏稠有关。

焦虑：与影响正常生活质量有关。

有水、电解质紊乱的危险：与患者发热或出汗过多有关。

（三）护理措施

环境和休息：保持室内适宜的温、湿度和空气流通。注意休息和个人卫生。

饮食护理：给予清淡、高能量、维生素丰富、易消化食物，鼓励患者每天保持足够的饮水量，避免刺激性食物，忌烟、酒。

口腔护理：进食后漱口或行口腔护理，以防止口腔感染。

防止交叉感染：注意隔离患者，减少探视，避免交叉感染。患者咳嗽或打喷嚏时应避免对着他人，并用纸巾包住口鼻。患者使用的餐具、痰盂等用具应每天消毒，或用一次性器具。

用药护理：遵医嘱使用抗病毒药物或抗生素及对症药物，观察药物疗效及不良反应。勿滥用抗生素；使用抗生素时，应注意有无过敏反应；滴鼻液使用 1 周后若症状未缓解，应改用其他药物，以防止发生鼻黏膜缺血性坏死。

并发症的观察及护理：若患者出现鼻塞和（或）流脓涕、鼻窦处压痛提示继发鼻窦炎；若伴有耳痛、耳鸣、听力减退和外耳道流脓等提示继发中耳炎；部分患者可出现胸闷、心悸、眼睑水肿、腰酸或关节疼痛，提示继发心肌炎、肾炎、风湿性疾病等。

（四）健康教育

指导患者和家属了解引起疾病的诱发因素，避免受凉、过度疲劳，注意保暖，保持室内空气新鲜、阳光充足；少去人群密集的公共场所。

治疗后症状不缓解或出现并发症时应立即就医。

注意劳逸结合，加强体育锻炼，提高机体免疫力，增强抗寒能力，同时戒烟，以防止交叉感染。必要时接种流感疫苗。

二、急性气管－支气管炎

（一）护理评估

1. 健康史

评估患者有无急性上呼吸道感染史，有无吸入过冷空气、粉尘、刺激性气体或烟雾，有无对花粉、有机粉尘、真菌孢子等过敏。寄生虫移行至肺，也可致病。

2. 身体状况

评估患者咳嗽、咳痰情况，一般先为干咳或咳少量黏液痰，后转为黏液脓性，痰量增多，咳嗽加剧，偶有痰中带血。伴有支气管痉挛时可有气促和喘鸣。全身症状一般较轻。

护理体检时可闻及两肺呼吸音粗糙，可有散在干、湿啰音。

3. 心理—社会状况

评估患者对上呼吸道感染疾病的重视程度，评估是否掌握疾病预防及注意事项，同时，注意患者所伴随的相应的心理反应，如呼吸道症状导致患者社会适应能力的改变，胸闷、气短所引起的紧张和焦虑等心理状态改变。

（二）护理诊断

清理呼吸道无效：与呼吸道感染、痰液黏稠有关。

气体交换受损：与过敏、炎症引起支气管痉挛有关。

疼痛（胸痛）：与咳嗽、气管炎症有关。

（三）护理措施

1. 一般护理

保持室内空气清新，定时通风，温、湿度适宜。

2. 观察生命体征

观察患者有无鼻塞、流涕、咽痛、声嘶等急性上呼吸道感染症状。监测生命体征尤其是体温、呼吸的变化。体温过高者严密监测体温变化，并记录。必要时遵医嘱给予降温措施，注意观察降温的效果，及时复测体温并记录。

3. 观察咳嗽、咳痰情况

观察咳嗽、咳痰情况，如咳嗽的性质、时间与节律、音色和痰液的性质及量。指导并鼓励患者有效地咳嗽、咳痰；痰液黏稠者遵医嘱给予雾化吸入，每日 2 ~ 3 次，每次 15 ~ 20 min，定时翻身、叩背并及时清除痰液。

4. 保持呼吸道通畅

鼓励患者多饮水（参考量为 1 500 ~ 2 500 mL/24 h），以维持足够的液体入量，使痰液稀释，便于咳出。鼓励咳嗽、咳痰，多应用化痰药物治疗以稀释痰液，便于咳出，禁用或慎用镇咳药，以防抑制呼吸中枢，引起呼吸抑制，甚至昏迷。加强体位护理，勤翻身、叩背或其他物理排痰法。当出现症状时，应尽量取侧卧位。一般健侧卧位以利于引痰，可左右交替卧位。

5. 正确指导老年人用药

按时服药，正确使用吸入药物或雾化吸入器，遵医嘱留取新鲜痰标本进行痰培养和药敏试验，并根据药敏结果使用抗生素。

6. 氧疗

间断吸氧，氧流量每分钟 1 ~ 2 L，氧浓度 25% ~ 29%。

（四）健康教育

帮助患者正确认识疾病，平时加强体育锻炼，增强体质，保证生活规律，避免过度劳累、受寒等诱发因素，预防感冒，宣传不吸烟。

保证足够的水分摄入，选择高蛋白质、高维生素、清淡易消化的饮食。

正确指导用药，告知患者药物名称、作用、剂量、使用方法及注意事项。

改善劳动与生活环境，减少空气污染，保持室内空气清新，少去人群密集的公共场所，避免接触或吸入过敏原。

出现咳嗽、咳痰等症状加重时，按医嘱用药。

患病期间增加休息时间，避免劳累；饮食宜清淡、富于营养；按医嘱用药，如 2 周后症状仍持续应及时就诊。

第二节　支气管哮喘

一、护理评估

（一）健康史

询问患者变应原接触史、感染史、个人史和家族史。了解患者有无吸入花粉、尘螨、动物皮屑，食用鱼、虾、蟹，服用盐酸普萘洛尔、阿司匹林药物等情况；了解患者有无感染、气候变化、运动、精神刺激等诱发因素；了解患者既往发作的情况；了解患者家族中有无哮喘等过敏性疾病史，以及本次发病经过、诊断和治疗情况。

（二）身体状况

1. 症状

哮喘发作前常有干咳、呼吸紧迫感、连打喷嚏、流泪等先兆表现；典型表现为发作性呼气性呼吸困难，伴胸闷和咳嗽，严重者被迫坐起或呈端坐呼吸，有哮鸣音。哮喘多在夜间或凌晨发作，亦在接触变应原、病毒感染或情绪波动后迅速发作。哮喘症状可自行缓解或经治疗后缓解，缓解后无任何症状。可反复发作，每次发作短者仅数分钟，长者达数日或更长。哮喘根据其临床特点可分为内源性哮喘、外源性哮喘。

2. 体征

哮喘发作时，胸部视诊可见颈静脉怒张，胸廓饱满呈吸气状；触诊语颤可减弱；叩诊呈过清音；听诊两肺可闻及哮鸣音，并发感染者闻及湿啰音。严重哮喘发作时，可见唇、指（趾）发绀，大汗淋漓，脉搏增快，奇脉，两肺满布哮鸣音。当患者处于危重状态时，由于呼吸无力或气道有严重阻塞，哮鸣音则不明显，亦称为沉默肺。

3. 重症哮喘

亦称哮喘持续状态，指严重哮喘发作持续 24 h 以上，经一般支气管扩张剂治疗不能缓解。诱发重症哮喘的因素有感染未控制、变应原未消除、失水使痰液黏稠阻塞细支气管、治疗不当或突然停用糖皮质激素、精神过度紧张、并发自发性气胸或肺功能不全等。患者发作时表现为张口呼吸、端坐呼吸、发绀明显、大汗淋漓、烦躁不安。如病情不能控制，会出现呼吸衰竭和循环衰竭。

4. 分期

急性发作期，哮喘症状突然发生或加剧，呼吸困难，常因接触变应原或治疗不当所致。病情加重可在数小时内出现，严重者可在数分钟内危及生命。慢性持续期，哮喘症状持续间断存在。缓解期，哮喘症状消失，肺功能恢复，并持续 4 周以上。

5. 并发症

哮喘发作时，可发生自发性气胸、纵隔气肿、肺不张或肺炎；长期反复发作和感染，并发慢性支气管炎、肺气肿、支气管扩张和肺源性心脏病。

（三）心理—社会状况

哮喘发作时出现呼吸困难，造成患者焦虑、烦躁不安；若连续发作，则患者易对医护人员、家人和平喘药物产生依赖心理；若出现重症哮喘，患者易产生濒死感、恐惧感。哮喘缓解后，患者担心哮喘复发、不能痊愈而影响工作和生活；反复发作者易对治疗失去信心。

二、护理诊断

低效性呼吸型态：与支气管狭窄、呼吸道阻塞有关。

焦虑 / 恐惧：与哮喘发作时出现极度呼吸困难、濒死感、健康状态不佳有关。

潜在并发症：呼吸衰竭与呼吸道阻塞导致缺氧和二氧化碳潴留有关。

三、护理措施

（一）一般护理

1. 环境

保持室内空气流通、新鲜，维持室温在 18 ~ 22℃，相对湿度在 50% ~ 70%；避免环境中的变应原，不宜在室内放置花草，不宜使用羽毛枕头；避免房间内尘埃飞扬，避免吸入刺激性物质而导致哮喘发作。

2. 体位

发作时协助患者采取半卧位、坐位或端坐位，以利呼吸和减轻体力消耗。

3. 饮食

提供清淡、易消化、足够能量的饮食，避免进食硬、冷、油腻食物，不宜食用鱼、虾、蟹等易致敏食物。多饮水，保持大便通畅。

（二）病情观察

观察患者神志、面容、出汗、发绀、呼吸困难的程度等；了解病情和治疗效果。重症哮喘患者须有专人护理，严密观察病情变化，监测动脉血气分析结果和肺功能指标等。

（三）配合治疗护理

1. 吸氧

哮喘发作时，PaO_2 有不同程度的下降，遵医嘱给予吸氧，2 ~ 4 L/min，伴有高碳酸血症时，低流量（1 ~ 2 L/min）低浓度吸氧。吸氧时注意呼吸道的湿化和通畅，避免气道干燥和寒冷气流的刺激而导致气道痉挛。

2. 补充体液、促进排痰

补液是纠正失水，稀释痰液、促进排痰、改善通气的最有效方法。若无心、肾功能不全，鼓励患者饮水 2 ~ 3 L/d。重症哮喘者静脉补液，纠正失水，一般补液量为 2 ~ 3 L/d，滴速以 30 ~ 50 滴 /min 为宜，避免单位时间内输液过多而诱发心力衰竭。若痰液黏稠不易排出时，用雾化吸入，辅以拍背，促进痰液排出；但不宜用超声雾化吸入，因颗粒过小使较多的雾滴进入肺泡，或过饱和的雾液进入支气管，刺激支气管痉挛，加重哮喘症状。

3. 用药护理

常用给药方法为吸入法、口服给药和静脉注射。由于吸入法给药，药物直接作用局部，起效快、全身不良反应小，常作为首选用药方法。

使用气雾剂吸入治疗是治疗哮喘的有效方法之一，吸入治疗的效果与吸入装置及正确的使用方法有关。

定量雾化吸入器（MDI）：是由药物、推进剂、表面活性物质或润滑剂 3 种成分组成。使用此种吸入装置的气雾剂有硫酸沙丁胺醇气雾剂、硫酸特布他林气雾剂、异丙托溴铵气雾剂、丙酸倍氯米松气雾剂、丙酸氟替卡松吸入气雾剂、布地奈德气雾剂等。使用方法为①使用前轻摇储药罐使之混匀，移去套口的盖子。②头略后仰并缓慢地呼气，尽可能呼出肺内空气。③将吸入器吸口紧紧含在口中，并屏住呼吸，以示指和拇指紧按吸入器，使药物释出，并做与喷药同步的缓慢深吸气，最好 > 5 s（有的装置带笛声，没有听到笛声则表示未将药物吸入）。④尽量屏住呼吸 5 ~ 10 s，使药物充分扩散到下气道，以达到良好的治疗效果。⑤盖子套回喷口。⑥用清水漱口，去除上咽部残留的药物。

干粉吸入器：是通过使用者主动吸入空气的动能分散药物微粒，干雾颗粒的流速与使用者的吸气流速相吻合。国内常用的干粉吸入器有 3 种：①储存剂量型涡流式干粉吸入器，俗称"都宝"，如布地奈德都宝、富马酸福莫特罗粉吸入剂。②旋蝶式干粉吸入器，如必酮蝶和喘宁蝶。③准纳器，如沙美特罗替卡松。

（四）心理护理

哮喘发作时患者会出现紧张、烦躁、恐惧等不良情绪，而不良情绪常会诱发或加重哮喘发作。护士应向患者提供良好的心理支持，尽量守护在患者床旁，或允许患者家属陪伴，多安慰患者，使其产生信任和安全感。哮喘发作时常伴有背部发胀、发凉感觉，采用背部按摩法使患者感觉通气轻松，并通过暗示、诱导或现身说法等方式使患者身心放松，情绪稳定，有利于症状缓解。

四、健康教育

（一）疾病知识指导

向患者说明避免接触或吸入变应原的重要性，减少与空气中变应原的接触。戒烟、避免被动吸烟和预防上呼吸道感染。教会患者正确使用定量雾化吸入器和超声波雾化吸入器。

（二）生活指导

避免食用易诱发哮喘发作的食物，如牛奶、鱼、虾等；鼓励多饮水；锻炼身体，增强体质；保持乐观情绪，避免身心过劳。

（三）用药指导

指导患者熟悉哮喘发作的先兆及相应的处理方法；了解支气管舒张剂的作用和不良反应。

第七章　肾内科患者的护理

第一节　肾小球疾病护理

一、原发性肾小球疾病护理

（一）急性肾小球肾炎护理

1. 护理评估

本病在链球菌感染后常有 1 ~ 3 周的潜伏期，起病急，临床表现的严重程度不一，伴有血尿、蛋白尿，可有管型尿（如红细胞管型、颗粒管型等），常有高血压及水钠潴留症状，有时有短暂的氮质血症，患者常有疲乏、厌食、恶心、呕吐、嗜睡、头晕、视物模糊及腰部钝痛等全身表现。轻者可仅有镜下血尿及血清补体 C3 异常；重者不仅有急性肾炎综合征的表现，并常可并发急性肾功能衰竭、急性心力衰竭和高血压脑病等。本病大多预后良好，常可在数月内临床自愈。

尿异常：①血尿。常为起病的首发症状，患者几乎均有血尿，为肾小球源性，约40% 呈肉眼血尿，数天至一两周转为镜下血尿。镜下血尿持续时间较长，常 3 ~ 6个月或更久。②蛋白尿。几乎全部患者尿蛋白阳性，多为轻中度，少数患者尿蛋白可超过 3.5 g/d，达到肾病综合征水平。蛋白尿多在几周内消失，很少延至半年以上。③尿量减少。多数患者起病时尿量减少，常降为 400 ~ 700 mL/d，1 ~ 2 周逐渐增多，发展至少尿、无尿者不多见。

水肿：70% ~ 90% 的患者发生水肿，常表现为晨起眼睑、颜面部的水肿，呈特殊的肾炎面容。水肿多为轻、中度，少数患者可在数日内转为重度水肿。

高血压：见于 80% 左右的患者，多为轻度或中度高血压，常于利尿消肿后恢复正常。高血压的原因也主要与水钠潴留、血容量扩张有关。少数患者可出现严重高血压，甚至高血压脑病，持续高血压亦可加重肾功能损害，应及早予以治疗。

少尿：大部分患者起病时尿量少于 500 mL/d。可因少尿引起氮质血症，2 周后尿量渐增，肾功能恢复。

肾功能损伤：常有一过性氮质血症，血肌酐及尿素氮轻度升高，常于 1 ~ 2 周后，随尿量增加而恢复到正常水平。少数老年患者虽经利尿后肾功能仍不能恢复，预后不佳。

重症患者：在急性期可发生较严重的并发症。

心力衰竭：以老年患者多见。多在起病后 1 ~ 2 周发生，主要与水钠潴留引起的血容量增加有关。

高血压脑病：常发生于急性肾炎起病后 1 ~ 2 周，表现为剧烈头痛、频繁呕吐、视物模糊、嗜睡，严重者出现惊厥及昏迷。

急性肾功能衰竭：主要与 GFR 下降、尿量减少有关，表现为少尿或无尿，尿素氮、血肌酐升高，水、电解质紊乱，酸碱失衡的等。

2. 护理诊断

体液过多：与 GFR 降低所致水钠潴留有关。

有皮肤完整性受损的危险：与皮肤水肿有关。

活动无耐力：与疾病所致高血压、水肿有关。

潜在并发症：急性肾功能衰竭、急性左心衰竭、高血压脑病。

3. 护理目标

维持体液平衡，水肿消失，血压恢复正常。

未出现急性肾功能衰竭、急性心力衰竭、高血压脑病等并发症。

保持皮肤完整性，无破溃、受损。

患者了解急性肾小球肾炎相关知识，了解相关预防和康复知识，自我照顾和管理能力提高。

患者焦虑 / 恐惧减轻，配合治疗护理，树立战胜疾病的信心。

活动能力恢复。

4. 护理措施

（1）一般护理

饮食方面：急性期应严格限制钠的摄入，以减轻水肿和心脏负担；水肿重且尿少者，应控制入量。一般每天盐的摄入量应低于 3 g。病情好转，水肿消退，血压下降后，可由低盐饮食逐渐转为正常饮食。尿量明显减少者还应注意控制水和钾的摄入。另外，还应根据肾功能调节蛋白质的摄入量，维持 1 g/（kg·d），过多的蛋白摄入会加重肾脏负担，同时注意给予足够的能量和维生素。

休息与睡眠方面：①急性期患者应绝对卧床休息，症状比较明显者需卧床休息 4 ~ 6 周，待水肿消退、肉眼血尿消失、血压恢复正常后，方可逐步增加活动量。待病情稳定后可从事一些轻体力活动，但 2 年内应避免重体力活动和劳累。②为患者提供安静舒适的睡眠环境，有助于入睡。

皮肤的护理：水肿较重的患者要注意衣着柔软、宽松。长期卧床者，应嘱其经常变换体位，防止发生压疮；年老体弱者，可协助其翻身或用软垫支撑受压部位。水肿患者皮肤非常薄，易发生破损而感染，故需协助患者做好全身皮肤的清洁，清洗时避免过分用力而损伤皮肤。同时，密切观察皮肤有无红肿、破损和化脓等情况发生。

预防感染：①注意保暖，不要着凉，尽量少去人多的地方，避免上呼吸道感染。②做好会阴部护理，保持清洁，做好个人卫生，防止泌尿系统和皮肤感染。③保持病房环境清洁，定时开门窗通风换气，定期进行空气、地面消毒，尽量减少病区的探访人次。

（2）心理护理

限制儿童的活动可使其产生焦虑、烦躁、抑郁等心理反应，故应对儿童及青少年患者进行宣教，使其充分理解急性期卧床休息及恢复期限制运动的重要性。在患者卧床休息期间，应尽量多关心、巡视患者，及时询问患者的需要并予以解决。多关心、鼓励患者，消除他们的心理负担。由于本病为自限性疾病，总体预后良好。及早诊治可防止严重并发症及持续高血压和（或）肾病综合征，避免造成肾功能的损害或进行性恶化。给予患者心理安慰、鼓励，帮助患者树立战胜疾病的信心。

（3）治疗配合

本病为自限性疾病，基本上是对症治疗。密切观察病情，出现异常及时报告医生。治疗的重点包括：注意休息，预防和治疗水钠潴留，控制循环血量，遵医嘱利尿、降血压，从而减轻症状（如水肿、高血压等）。预防肾功能衰竭等致死性并发症，如心力衰竭、高血压脑病、急性肾功能衰竭以及防治各种加重肾脏病变的因素，如抗感染治疗。少尿性急性肾功能衰竭及严重水钠潴留引起左心衰竭者应透析治疗。

（4）用药护理

遵医嘱给予利尿剂，常用噻嗪类利尿剂，必要时可用髓袢利尿剂。应注意大剂量呋塞米可能引起听力及肾脏的严重损害，还要注意血钾的丢失。积极稳步地控制血压对于增加肾血流量，改善肾功能，预防心、脑并发症非常重要。常用噻嗪类利尿剂，必要时可用 CCB 及其他降压药物联合应用。

5. 健康教育

休息与活动：患者患病期间应加强休息，痊愈后可适当参加体育活动，以增强体质，但应注意避免劳累。

预防感染：本病的发生常与呼吸道感染或皮肤感染有关，且感染还可增加疾病慢性化的发生率。注意休息和保暖，加强个人卫生，预防上呼吸道和皮肤感染。若患感冒、咽炎、扁桃体炎和皮肤感染等，应及时就医。

（二）急进性肾小球肾炎护理

1. 护理评估

全身症状：以严重的少尿、无尿，迅速发展为尿毒症为其突出表现。发展速度最快者数小时，一般数周至数月。

尿改变：患者尿量显著减少，出现少尿或无尿，部分患者可出现肉眼血尿，常见红细胞管型及少量或中等量蛋白，尿中白细胞也常增多。

严重贫血。

水肿：半数以上病例有水肿，以颜面和双下肢为主，肾病综合征患者可出现重度水肿。

高血压：部分患者可出现高血压，短期内可出现心、脑并发症。

肾功能损害：以持续性、进行性肾功能损害为特点，血肌酐、尿素氮进行性增高，内生肌酐清除率显著下降，肾小管功能也出现障碍，最终发展为尿毒症。

全身症状：可有疲乏、无力、精神萎靡、体重下降、发热等表现，随着肾功能的恶化，患者可出现恶心、呕吐，甚至上消化道出血、心力衰竭、肺水肿和严重的酸碱失衡及电解质紊乱，感染也是常见的合并症。

2. 护理问题

潜在并发症：急性肾功能衰竭。

体液过多：与 GFR 下降、大剂量激素治疗导致水钠潴留有关。

有感染的危险：与激素、细胞毒性药物的应用和血浆置换、大量蛋白尿致机体抵抗力下降有关。

恐惧：与本病进展快、预后差有关。

知识缺乏：缺乏疾病相关知识。

3. 护理目标

保护残余肾功能，防治急性肾功能衰竭。

维持体液平衡，水肿消失，血压恢复正常。

预防感染。

患者焦虑 / 恐惧减轻，配合治疗护理，树立战胜疾病的信心。

保持皮肤完整性，无破溃、受损。

患者了解急进性肾小球肾炎相关知识，了解相关预防和康复知识，自我照顾和管理能力提高。

生活自理能力恢复。

4. 护理措施

（1）一般护理

急性期绝对卧床休息，积极配合，以尽快诊断。

积极用药治疗和护理。

提供安静舒适的睡眠环境，有助于入睡。

（2）心理护理

由于病情重，疾病进展快，患者可能出现恐惧、焦虑、烦躁、抑郁等心理。护士应充分理解患者的感受和心理压力，通过教育使患者及家属配合治疗。护士尽量多关心、巡视患者，及时满足患者的合理需要。护士应鼓励患者说出对患病的担忧，给其讲解疾病过程、合理饮食和治疗方案，以消除疑虑，提高治疗信心。及早预防和发现问题并给予心理疏导。

（3）用药护理

按医嘱严格用药，动态观察药物使用过程中疗效与不良反应。

治疗后需认真评估有无甲泼尼龙冲击治疗常见的不良反应发生，如继发感染、水钠潴留、精神异常、可逆性记忆障碍、面红、高血糖、消化道出血或穿孔、严重高血压、充血性心力衰竭等。

实施保护性隔离，预防继发感染。

观察利尿剂、环磷酰胺冲击治疗的相关不良反应，如血清电解质变化情况及相应的临床症状。

（4）病情观察

监测肾小球滤过率、内生肌酐清除率、血尿素氮、血肌酐水平。若内生肌酐清除率快速下降，血尿素氮、血肌酐进行性升高，提示有急性肾功能衰竭发生，应协助医生及时处理。

监测尿量的变化，注意尿量迅速减少或无尿的现象。

监测血电解质及 pH 值的变化，特别是血钾情况，避免高血钾可能导致的心律失常，甚至心搏骤停。

观察有无恶心、呕吐、呼吸困难（如端坐呼吸）等症状的发生，及时进行护理干预。

5. 健康宣教

休息：卧床休息时间应较急性肾小球肾炎更长。

积极预防和控制感染：从病因与治疗方法上对患者进行健康教育，增强患者预防感染的意识。

提高治疗的依从性：告诉患者与家属严格依从治疗的意义、药物治疗可能出现的不良反应与转归，避免患者擅自停药或改变剂量，鼓励患者配合治疗。

避免加重肾损害的因素，建立随访计划，鼓励患者进行自我病情监测。

（三）慢性肾小球肾炎及护理

1. 护理评估

慢性肾炎为起病缓慢、病程迁延、临床表现多样、多种病因引起的一组原发性肾小球疾病，不同病理改变有其相应的临床表现。早期患者可有乏力、疲倦、腰部酸痛、食欲差；有的可无明显症状。基本临床表现如下。

蛋白尿：大多数患者有持续性蛋白尿，尿蛋白量常在 1 ～ 3 g/24 h。有的也可表现为大量蛋白尿，出现肾病综合征的表现。

血尿：尿沉渣可见不同程度的肾小球性血尿，常伴有管型。

高血压：多表现为中度以上的血压增高，呈持续性。

水肿：多发生在眼睑、面部或下肢踝部。

2. 护理问题

体液过多：与肾小球滤过功能下降致水钠潴留有关。

焦虑：与疾病反复发作、预后不良有关。

营养失调，低于机体需要量：与限制蛋白饮食、患者食欲缺乏、低蛋白血症有关。

潜在并发症：慢性肾功能衰竭。

知识缺乏：缺乏慢性肾小球肾炎相关知识。

3. 护理目标

维持体液平衡，纠正水、电解质紊乱。

减轻焦虑情绪或消除焦虑表现及症状，能正确认知疾病与自我。

维持良好的营养状态，血清白蛋白正常，营养评估等指标良好。

延缓肾功能进展及恶化、控制血压、合理饮食、预防感染、防止滥用药物。

4. 护理措施

（1）一般护理

休息与睡眠方面：嘱咐患者加强休息，以延缓肾功能减退。

皮肤的护理：水肿较重的患者要注意衣着柔软、宽松。长期卧床者，应嘱其经常变换体位，防止发生压疮；年老体弱者，可协助其翻身或用软垫支撑受压部位。水肿患者皮肤非常薄，易发生破损而感染，故需协助患者做好全身皮肤的清洁，清洗时避免过分用力而损伤皮肤。同时，密切观察皮肤有无红肿、破损和化脓等情况发生。

预防感染：①注意保暖，不要着凉，尽量少去人多的地方，避免上呼吸道感染。②注意个人卫生，做好会阴部护理，保持清洁，以防止泌尿系统和皮肤感染。③保持病房环境清洁，定时开门窗通风换气，定期进行空气、地面消毒，尽量减少病区的探访人次。

病情观察：监测患者营养状况，包括观察并记录进食情况，如每天摄取的食物总量、品种，评估膳食中营养成分结构是否合适，总能量是否足够；观察口唇、指甲和皮肤有无苍白；定期监测体重和上臂肌围，有无体重减轻、上臂肌围缩小；检测血红蛋白浓度和人血清白蛋白浓度是否降低。应注意，体重指标不适合水肿患者的营养评估。

慢性肾炎患者的水肿一般不重，但少数患者可出现肾病综合征的表现，注意观察患者的尿量，水肿程度有无加重，或有无胸腔积液、腹水。密切观察血压的变化，血压突然升高或持续高血压可加重肾功能的恶化。监测肾功能，如内生肌酐清除率、血肌酐。监测血尿素氮，定期检查尿常规，监测水、电解质、酸碱平衡有无异常。

（2）心理护理

由于多数患者病程较长，肾功能逐渐恶化，预后差，心理护理就显得尤为重要，特别是对于那些由于疾病而影响了正常工作、学习和生活的患者。

一般性的心理支持：主要通过支持、解释、疏导、鼓励等方法建立良好的社会支持体系，帮助患者树立生活和治疗的信心，保持乐观的心态。

放松疗法：可结合音乐疗法放松精神、稳定情绪，还可辅助性地起到降血压、增加外周血流量、改善微循环的作用。

集体心理治疗：可将患者集中到一起进行疾病的讲解，鼓励患者之间的探讨，自我病情的介绍和分析，通过交流起到互相鼓励、宣泄不良情绪的作用。

（3）用药护理

利尿药：观察利尿效果，防止低钠、低钾血症及血容量减少等不良反应的发生。

降压药：使长期服用降压药者充分认识降压治疗对保护肾功能的作用，嘱其勿擅自改变药物剂量或停药，以确保满意的疗效。卡托普利对肾功能不全者易引起高钾血症，应定时观察血压，降压不宜过快或过低，以免影响肾灌注。

激素或免疫抑制剂：慢性肾炎伴肾病综合征者常见，应观察药物可能出现的不良反应。

抗血小板聚集药：观察有无出血倾向，监测出血、凝血时间等。

5. 健康教育

休息与饮食：嘱患者加强休息，避免剧烈运动和过重的体力劳动，以延缓肾功能减退。饮食上应注意摄取低盐、优质蛋白、低磷、高能量饮食，指导患者选择适合自己病情的食物和量。

避免加重肾损害的因素：注意休息和保暖，加强个人卫生，预防各种感染。若患感冒、咽炎、扁桃体炎和皮肤感染等，应及时就医。避免使用对肾功能有害的药物，如氨基糖苷类抗生素、抗真菌药等。

定期门诊随访：慢性肾炎病程长，需定期随访疾病的进展。若病情出现变化，如出现水肿或水肿加重、血压增高、血尿等，应及时就医。

二、继发性肾小球疾病护理

（一）狼疮肾炎

1. 护理评估

（1）健康史

既往史：了解患者起病前有无长期服用某些药物、接触某些毒物等既往史，有无药物及食物过敏史，有无过度劳累、感染等诱发因素，有无手术、外伤等病史。

家族史：家族及近亲中有无类似的疾病及其他肾病病史。

生活习惯：了解患者有无烟酒嗜好、平时的饮食习惯，如喜欢的食物、每日进食量和钠盐的摄入量。有无因环境引发的生活史。

（2）身体状况

评估皮损的类型、部位、面积，患者对皮损的反应及皮损对患者生活方式的影响。

评估关节炎性反应的体征（红、肿、热、痛），关节痛对生活方式的影响等。

评估体温的变化，有无大汗及脱水体征。

评估水肿程度、体重变化、出入量及监测血钠、血钾变化。

评估患者肾损害的表现，如水肿、蛋白尿、高血压等。

（3）心理—社会状况

了解患者的情绪和精神状态，有无紧张、焦虑、抑郁、绝望等负面情绪及其程度。

2. 护理诊断

皮肤完整性受损：与自身免疫性疾病、血管痉挛、药物（激素、免疫抑制剂）的不良反应有关。

疼痛：与关节的免疫性炎性反应、内脏损害有关。

体温过高：与免疫性炎性反应有关。

体液过多：与低蛋白血症致血浆胶体渗透压下降等有关。

营养失调，低于机体需要量：与大量蛋白尿、摄入减少及吸收障碍有关。

有感染的危险：与自身免疫反应、长期使用激素等因素有关。

焦虑：与病情反复发作、迁延不愈有关。

潜在并发症：高血压、高血脂等。

知识缺乏：与患者不了解疾病的过程、治疗及自我保健知识有关。

3. 护理措施

（1）皮肤护理

保持皮肤清洁干燥，忌用碱性肥皂。紫外线照射可加重面部红斑，患者的床位应尽量避开窗户以免阳光照射。嘱患者外出时采取遮阳措施，如穿长袖衣裤、用伞遮阳，忌日光浴。避免接触刺激性物品，如染发烫发剂、定型发胶、农药等。

（2）口腔护理

本病易合并口腔溃疡和黏膜糜烂，应用抗生素时，真菌感染也容易发生口腔糜烂，应注意观察。平时注意口腔卫生，早晚刷牙，饭后漱口。

（3）发热的护理

发热常提示疾病的活动期，需卧床休息，多饮水（水肿酌情），出汗后及时更换衣服，注意保暖，防止受凉。抽血做细菌学检查时应严格无菌操作。

（4）休息

严重水肿的患者卧床休息，以增加肾血流量和尿量。下肢水肿明显者，卧床休息时可抬高下肢，以增加静脉回流。水肿减轻后，患者可起床活动，但应避免劳累。

（5）饮食护理与营养监测

饮食护理：给予低盐、正常量的优质蛋白的食物，但当肾功能不全时，适当调整蛋白质的摄入量。少食富含饱和脂肪酸的动物脂肪，增加可溶性纤维的食物。注意维生素及钙元素等的补充。

营养的监测：评估饮食结构是否合理、能量是否充足。定期测量血清白蛋白、血红蛋白等指标，评估机体的营养状况。

（6）预防感染

保持环境清洁：室内定时开窗通风，保持空气新鲜，降低致病菌密度，每日紫外线消毒病室 1 次，减少探访人员。

预防感染指导：冬春季节是流感的多发期，应避免感染，少去公共场所，出门戴口罩；协助患者加强皮肤护理；加强其营养和休息；注意防寒保暖。

病情观察：监测生命体征，尤其体温变化；观察有无咳嗽，肺部干、湿啰音等感染征象。

（7）心理护理

鼓励患者说出自身感受，劝导其家属给予关心、理解及心理支持。鼓励患者树立战胜疾病的信心。

教会患者自我放松的方法。

观察患者精神状态，做好安全防范。

4. 健康教育

向患者介绍疾病的临床表现、治疗及自我保健知识，以取得配合，做好自我防护。

避免一切诱发或加重病情的因素，如日晒、感染、药物（青霉素类、避孕药、磺胺类药物）等。

坚持治疗，遵医嘱用药，不可随意减药或停药，特别是糖皮质激素。定期复查血、尿常规及肝、肾功能，24 h 尿蛋白定量，狼疮三项，免疫全套检查。

已婚女性在治疗期间应注意避孕，当病情稳定、肾功能正常时在医生指导下再考虑妊娠。

疾病恢复期可适当参加工作，注意劳逸结合。

告知患者出院后就诊指标：发热、感染、水肿等。

（二）糖尿病肾病

1. 护理评估

（1）健康史

既往史：了解患者起病前有无糖尿病肾病或其他系统疾病史，有无长期服用某些药物、接触某些毒物等既往史，有无药物及食物过敏史，有无过度劳累、感染等诱发因素，手术、外伤及输血史。有无高血压、心脏病等病史。

家族史：家族及近亲中有无肥胖、高血压、高血脂、糖尿病等病史。

（2）身体状况

一般情况：早期情况良好，当病情逐渐进展，蛋白尿加重时可出现精神萎靡，乏力。

皮肤、黏膜：可呈不同程度的贫血貌。注意观察皮肤色泽，有无水肿、色素沉着、瘙痒、出血点、发绀。

头颈部：评估患者有无颜面水肿、眼睑水肿，视力、听力情况，呼出气味。

生活习惯：了解患者有无体力活动减少、烟酒嗜好及平时的饮食习惯，如饮食过量，喜欢高脂、甜食或糖类等食物，进食其他过甜或过咸的食物。

腹部：评估患者有无腹水，血管性杂音的部位、性质和传导性。

其他：评估患者有无尿酸结节、关节畸形、肿胀、压痛、积液，有无指甲畸形、骨骼压痛等。注意有无下肢溃疡等糖尿病足的表现。

（3）心理—社会状况

糖尿病系终身性疾病，患者病程长，治疗效果差，易复发，多数患者反复住院，家庭经济较为困难，易产生悲观失望、焦虑易怒、寂寞孤独或固执怪癖等心理特征。

2. 护理诊断

营养失调，低于机体需要量：与糖代谢紊乱、蛋白丢失、低蛋白血症有关。

皮肤完整性受损：与水肿、低蛋白血症、末梢神经改变有关。

活动无耐力：与贫血、水肿、血压高等因素有关。

有感染的危险：与皮肤水肿、蛋白丢失致机体营养不良、透析等因素有关。

焦虑：与血糖控制差、并发症增多有关。

知识缺乏：与患者不了解疾病的过程、治疗及自我保健知识有关。

潜在并发症：低血糖反应、酮症酸中毒、糖尿病足、视网膜病变。

3. 护理措施

（1）一般护理

为患者提供一个安静且没有感染的休养环境。

向患者及其家属讲解糖尿病的危害，通过控制血糖可以减轻糖尿病肾病的病理改变，治疗及其预后。

轻症患者注意劳逸结合，无高血压水肿的患者可适当参加体育锻炼以增强体质，预防感染，减少并发症的发生；对水肿明显，血压较高患者或肾功能不全的患者，强调卧床休息，按病情给予相应的护理级别。

监测体重，每日 2 次，每次在固定时间穿着相同衣服测量。记录 24 h 出入量，限制水的摄入，水的摄入量应控制在前一日尿量加 500 mL 为宜。

观察尿量、颜色、性状变化，有明显异常及时报告医生，每周至少化验尿常规和尿比重 1 次。

注意观察患者的血压、水肿、尿检结果及肾功能变化，如有异常及时报告主管医生，给予相应的处理。

注意观察患者神志、呼吸、血压、心率的变化；注意高血压脑病、心功能不全的先兆症状。

指导使用胰岛素的患者，根据血糖、尿糖计算胰岛素的使用剂量。

（2）用药护理

指导患者及家属掌握所服用降血糖、降血压药物的作用及不良反应以及注意事项等，注意监测血糖、血压动态变化以及有无身体不适等状况。理想血糖控制目标为空腹血糖 3.6 ~ 6.1 mmol/L；餐后 2 h 血糖 < 7.8 mmol/L。血压应控制在 130/80 mmHg

以下，对尿蛋白＞1.0 g/d者，血压严格控制在125/75 mmHg以下。出院后按要求定期到门诊复诊。

（3）心理护理

长期治疗会给患者带来精神压力和经济负担，使患者产生焦虑、失望的情绪，护士应以热情诚恳的态度关心体贴患者，安慰患者，鼓励患者讲出心中的感受，以消除其紧张情绪，保持其思想乐观、情绪稳定。主动向患者介绍环境及同病室的病友，消除患者的陌生和紧张。

耐心向患者讲解病情，使患者认识到糖尿病目前不能根本治愈，但在长期的治疗中，患者自身起着重要的作用，只有积极主动配合治疗，严格按照糖尿病饮食进行治疗，注意肾功能的变化，大多数糖尿病肾病可以通过治疗得到控制，从而改善预后和生活质量，增强其接受治疗的信心。

增加患者的探视次数，必要时留家人陪伴，通过良好的思想沟通，减轻患者的思想压力，有利于病愈。

（4）皮肤护理

由于体内蛋白质的丢失，加之小血管病变引起组织营养不良，出现水肿和伤口延迟愈合，应注意卧床休息，抬高下肢，按摩受压部位皮肤，促进血液循环。如有伤口破溃，应高度重视，及时治疗，以免引起严重感染。大多数患者可有皮肤感觉异常，洗浴时水温＜40℃，使用热水袋水温＜50℃，以防烫伤。

4. 健康教育

糖尿病肾病患者抵抗力低，长期疾病导致合并心、肺、眼、皮肤等多种并发症，严重影响患者生活质量。对糖尿病肾病患者进行有效的健康教育是做好三级预防措施的基础和保证。

指导患者及家属掌握糖尿病肾病的相关知识及理论，建立门诊随访、电话随访等沟通方式，及时关心和帮助患者。

指导患者严格饮食治疗，并长期坚持。对于尿毒症非透析治疗的糖尿病肾病患者，饮食能量要根据理想体重和患者的活动情况来调整。脂肪的供给应占总能量的26%，以植物油为主；糖的供给量占总能量的62%～66%；蛋白质的供给量应根据患者肾功能的水平、营养状况、摄食和消化能力等方面的情况而定，一般应占总能量的12%～15%，以优质蛋白为主，动物蛋白质应占饮食蛋白的50%或更高些，以保证必需氨基酸的摄入。对内生肌酐清除率＜30 mL/min的患者，蛋白质摄入量在0.6 g/（kg·d）效果较好。当患者出现水钠潴留时，可适当限制盐和水的摄入，盐1～2 g/d，饮水量根据尿量调整，保证患者体重、血压和电解质的稳定。

指导患者做好自我观察和护理，根据病情检查空腹及餐后2 h血糖、糖化血红蛋白、血脂、血生化、尿常规等，积极做好各级预防，尽量阻止、延缓终末期肾病。

积极预防并发症，加强病情观察，密切观察感染发生的初始征象，如有无体温升高、咳嗽、咳痰、尿路刺激征、皮肤瘙痒等，发现异常及时处理，并按要求正确留取血尿标本送检。

第二节　间质性肾炎

一、急性间质性肾炎

（一）护理评估

1. 健康史

询问患者既往有无肾病史及应用药物史。询问患者家族及近亲中有无类似的肾病病史；询问患者居住地环境卫生、个人卫生习惯等。有无烟酒嗜好，平时的饮食习惯，如喜欢的食物、每日进食量和钠盐的摄入量；询问患者起病前有无药物、毒物接触史，或者感染病史。

2. 身体状况

评估患者有无尿量减少或无尿；是否有食欲下降、恶心呕吐症状；评估患者颜面、双下肢水肿状况；询问患者是否有肉眼血尿；评估患者腰部疼痛症状。评估患者肾功能衰竭程度；评估患者眼葡萄膜炎症状；评估患者是否有腹痛、发热贫血症状。评估患者感染中毒症状；评估患者结核中毒症状；评估患者感染部位的症状。

3. 心理—社会状况

由于本病会突然出现肾功能下降，使患者产生紧张、焦虑、抑郁、绝望等负面情绪，应注意评估患者的心理状态，以便及时予以干预。

（二）护理诊断

体液过多：与 GFR 下降、水钠潴留有关。

有电解质和酸碱失衡的危险：与肾小管功能异常有关。

有感染的危险：与贫血、抵抗力下降有关。

有皮肤完整受损的危险：与高度水肿有关。

知识缺乏：与缺乏疾病预防及用药相关知识有关。

（三）护理措施

1. 一般护理

卧床休息，水肿明显者给予无盐饮食，水肿减轻后给予低盐饮食，饮食应易消化、富含维生素。出现急性肾功能不全者，限制蛋白入量，给予优质蛋白，维持营养状态。

2. 心理护理

鼓励患者表达自己的想法、适时给予心理支持，对焦虑紧张的患者给予心理疏导。

3. 治疗配合

针对病因治疗，如药物过敏所致的急性间质性肾炎应找到致敏药物，并立即停用，可以应用糖皮质激素，同时加强支持治疗，必要时给予透析支持治疗。尽量减轻肾功能受损，加速肾功能的恢复。

4. 用药护理

停用致敏药物，慎用对肾功能有影响的药物，维持水、电解质平衡和纠正酸碱紊乱，治疗并发症。

（四）健康教育

去除致病诱因：应尽快明确病因，找出致敏药物。

防治肾小管功能及肾小球滤过功能障碍：避免应用损害肾功能的药物。

维持稳定水、电解质及酸碱平衡。

透析支持治疗：对于出现严重内环境紊乱者尽早透析治疗，以挽救患者生命，加速肾功能的恢复。

指导患者了解本病的发病因素及防治工作：帮助患者掌握本病知识，对健康人群宣教用药常识，与社区医护人员相互支持、通力协作。

指导患者避免滥用药物。

二、慢性间质性肾炎

（一）护理评估

1. 健康史

既往史：微生物感染引起的慢性间质性肾炎应评估患者既往有无尿路感染史，如慢性非梗阻反流性肾盂肾炎、慢性尿路梗阻性肾盂肾炎的病史，以及其他肾病等病史；中毒所致的慢性间质性肾炎应评估患者有无使用镇痛药及应用一些化疗药物和重金属及放射线等理化因素接触史，其他肾病等病史。

家族史：家族及近亲中有无类似的肾病病史。

生活习惯：居住地环境卫生、个人卫生习惯等。有无烟酒嗜好，平时的饮食习惯，如喜欢的食物、每日进食量和钠盐的摄入量。

2. 身体状况

一般情况：精神萎靡、乏力，早期血压多正常，晚期常有高血压，如伴有尿路感染可有不同程度的发热。

皮肤黏膜：肾功能衰竭患者可有不同程度的面色、口唇、睑结膜、甲床等苍白，眼睑、双下肢水肿。

肺和心脏：肺和心脏检查多未见异常；严重酸中毒者可有深大呼吸。

腹部：一般未扪及肝脾；肾结石者肾区可有叩痛，伴有尿路感染可有输尿管压痛。

肌肉神经系统：血钾低者肌力下降、肌张力下降、腱反射减弱或消失。瞳孔等圆等大，对光反射存在，未引出病理神经反射，没有偏瘫、偏身感觉缺失、失语等神经系统损害的定位体征，脑膜刺激征阴性。

骨骼系统：伴肾小管性酸中毒患者可有肾性骨病，出现软骨病或维生素 D 缺乏症，骨骼畸形、侏儒、病理性骨折、牙齿松动等。

3. 心理—社会状况

了解患者的情绪和精神状态，有无紧张、焦虑、抑郁、绝望等负面情绪及其程度。

（二）护理诊断

有生命体征改变的可能：与疾病严重程度有关。

有病情变化的可能：与长期用药或其他环境因素有关。

饮食习惯：与摄入量改变与肌酐升高引起的消化功能紊乱有关。

恐惧：与慢性疾病引起的全身不适有关。

健康维护能力降低：与滥用药物或重金属慢性中毒引起的机体功能改变有关。

知识缺乏：与缺乏疾病治疗和护理知识有关。

（三）护理措施

1. 一般护理

卧床休息，为患者提供安静舒适环境，给予优质蛋白、高营养、低盐饮食。

2. 心理护理

护士应了解患者及家属对该病的认知程度，及时提供各种治疗信息，帮助患者树立对治疗的信心，积极参与检查与治疗，保证治疗和护理的连续性，做好心理关怀，创造舒适的休息环境，减轻和控制症状，增加患者的生活乐趣。

3. 治疗与用药配合

对有尿路感染的患者遵医嘱使用抗生素。

对有尿路梗阻的患者，应积极控制感染后，以手术解除尿路梗阻。

寻找引起肾功能恶化的原因，通过治疗减缓肾功能的下降。对于出现肾功能衰竭者，应立即进行血液透析或腹膜透析治疗。

（四）健康教育

指导患者应用正确的饮食方法，改进一些不良的生活习惯，避免肾损害因素。

告知患者避免长期应用镇痛药。

对进行化疗的患者，在化疗期间密切观察肾功能改变。

对于接触重金属者，应定期检查肾功能，以了解是否存在重金属引起的肾病变。如果出现肾病变，应立即停用镇痛药或化疗药，脱离重金属环境。

三、马兜铃酸肾病

（一）护理评估

1. 健康史

既往史：询问患者近期或既往有无间断或持续小剂量服用含马兜铃酸成分的中药，以及其他肾病等病史。

家族史：询问患者家族及近亲中有无类似的肾病病史。

生活习惯：询问患者居住地环境卫生、个人卫生习惯等。有无烟酒嗜好，平时的饮食习惯，如喜欢的食物、每日进食量和钠盐的摄入量。

2. 身体状况

急性马兜铃酸肾病临床呈少尿或非少尿性急性肾功能衰竭。

慢性马兜铃酸肾病临床呈慢性肾小管—间质肾病表现，患者出现轻度蛋白尿、肾性糖尿、低比重尿，肾进行性坏死伴双肾缩小，最终进入尿毒症。

肾小管功能障碍性马兜铃酸肾病主要表现为肾小管酸中毒或范科尼综合征，同时伴肾小管浓缩功能障碍。

3. 心理—社会状况

了解患者的情绪和精神状态，有无紧张、焦虑、抑郁、绝望等负面情绪及其程度。

（二）护理诊断

营养失调，低于机体需要量：与恶心、呕吐、食欲差有关。

有体液不足的危险：与疾病造成多尿有关。

活动无耐力：与贫血、乏力、高血压有关。

排尿异常：与多尿、夜尿增多有关。

有感染的危险：与贫血、营养摄入减少有关。

知识缺乏：缺乏相关疾病知识。

（三）护理措施

1. 一般护理

（1）饮食护理

维持营养平衡，保证足够能量的摄入。

每日监测体重变化。

对于恶心、呕吐的患者，应遵医嘱给予止吐药物，并及时给予补充电解质。

饮食可给予清淡、易消化食物，可少量多餐。

对有蛋白尿的患者，应限制蛋白摄入，给予优质蛋白饮食；对有水肿的患者，要限制盐的摄入，给予低盐饮食。

（2）病情观察

要做到及时观察、及时汇报医生，给予及时治疗与护理。

每日测体重。

检测化验指标，对于患者尿量增多要遵医嘱给予药物治疗。

对于恶心、呕吐的患者，应及时通知医生，并遵医嘱给予止吐药物。

严格记录出入量。

（3）休息与活动方面

症状严重时要绝对卧床休息。对于夜尿增多影响睡眠的患者，在积极治疗原发病的同时要保证其睡眠质量，白天不能睡得太多，晚饭后要控制饮水量，以免增加夜尿量。适当活动，如有手足抽搐症状时不能活动行走，应有专人陪护以防止摔伤。对于高血压的患者，遵医嘱服用降压药物，合理控制血压，适当活动。

2. 心理护理

患者常有恐惧、烦躁、忧愁、焦虑等心理失调表现，这不利于疾病的治疗和康复。提高护理者的责任心。热情亲切的态度首先会给患者安全感和信赖感，进而帮助他们克服不良的心理因素，消除思想顾虑；避免精神刺激，培养患者的乐观情绪。主动与患者进行沟通，讲解疾病知识，安慰患者，要保持积极、良好的心态。

3. 治疗配合

密切观察患者病情，对于呕吐严重者要及时遵医嘱补充电解质，以防发生低钾血症。严密观察血压变化，以防止发生低血压情况。对症治疗，纠正贫血和蛋白尿。需要指导患者掌握做肾穿刺时的相应配合，了解其注意事项。

4. 用药护理

用利尿剂后，应观察用药后的反应，如患者的尿量、体重、皮肤的弹性。用强效利尿剂时，要观察患者的循环情况及酸碱平衡情况；在用降压药物时，应定时监测患者血压情况；在用激素时，告知药物不良反应，告知患者撤药或改变用药方式不能操之过急，不可突然停药。

（四）健康教育

按医嘱服药，治疗原发病，避免诱因。

低盐低钠饮食，必要时要限水。

保护水肿皮肤，预防外伤和感染。

定时测体重，记出入量。

调整生活方式，适当休息，避免劳累。

注意药物的不良反应，不可自行增、减或停药。

第八章　神经内科患者的护理

第一节　小动脉闭塞型脑梗死

一、护理诊断

肢体活动障碍：与运动中枢损害有关。

语言沟通障碍：与语言中枢损害有关。

吞咽障碍：与意识障碍或延髓性麻痹有关。

心境障碍：与神经功能缺失后的心理负担有关。

二、护理目标

患者能掌握肢体功能锻炼方法并主动配合进行肢体功能康复训练，躯体活动能力逐渐增强。

患者能用有效的沟通方式表达自己的需求，能掌握语言功能训练方法并主动配合康复活动，语言表达能力逐步增强。

能掌握进食方法，主动配合进行吞咽训练，营养摄入得到满足，吞咽功能逐渐恢复。

三、护理措施

（一）一般护理

对患者的生活能力进行评分，根据自理程度给予相应的协助。运动障碍的患者主要需要防止坠床和跌倒，确保安全。运动训练应考虑到患者的年龄、体能、疾病程度等情况，选择合适的方式、持续时间、运动强度和进展速度。卧床或瘫痪的患者应注意皮肤护理，对于因脑梗死偏瘫的患者在 24 h 内若没有进行防治措施，就会出现压疮的情况。因此对于这类患者要及早进行皮肤方面的护理。首先要求患者的床铺保持干净、平整，在没有碎屑的情况下，每 1 h 进行 1 次翻身，还可以使用气圈以及气垫床。如患者的病情较为危重或者较为肥胖，不能进行翻身，要将水囊放置在受压的部位，借助水囊中流动的水，使受压部位得到较好的按摩，使血液进行正常的循环。同时还要定期进行身体的擦洗，选择温水，在擦洗时一定要将室内的温度进行适当调高，避免患者着凉。指导患者学会和配合使用便器；鼓励和帮助患者摄取充足的水分和均衡的饮食，注意口腔卫生，每天口腔护理 2～3 次。对有吞咽障碍的患者，应给予半流质食物，以利于食物顺利通过口咽部，并嘱患者空吞和吞咽食物交替进行，减少呛咳风险；如患者吞咽功能评价为洼田饮水试验三级以上，应给予鼻饲饮食，减少误吸风险。

（二）病情观察

动态评估患者的意识状态、生命体征、肢体活动能力、语言能力。

（三）用药护理

患者常联合应用溶栓、抗凝、抗血小板、改善循环、调脂等药物治疗，护士应熟悉患者所用药物的药理作用和注意事项、不良反应，指导患者遵医嘱正确用药。抗栓治疗药物最常见风险为出血，应注意观察患者的出血倾向。溶栓药最常见不良反应为过敏和出血，使用溶栓药时一般不同时输注其他药物，使用溶栓药物后 24 h 内一般不使用抗血小板、抗凝、降纤酶等抗栓治疗药物，以免增加出血风险。

甘露醇为渗透性利尿剂，应注意记录患者 4 h 出入液量；此药须快速静脉滴注才可达到脱水疗效（15 ~ 30 min 完成 250 mL 静脉滴注），易形成血管炎，应选择较大血管或中心静脉输注；此药易损害肾功能，应注意观察患者尿液性状，监测患者电解质、肾功能。

（四）对症护理

卒中患者，吞咽反射和咳嗽会出现减弱，呼吸道中会出现较多的分泌物，因此对于神志清醒的患者，可以指导患者深呼吸然后进行用力咳嗽，可以将痰液咳出体外。当患者的病情好转后可以选择半坐的姿势。若患者依然处于昏迷状态，要使患者的头向一侧偏，定期对患者进行拍背、翻身。必要时进行吸痰，在吸痰时要保证敏捷、轻柔，每次的操作时间 < 15 s。

（五）疾病知识指导

告知患者本病的危险因素，并寻找明确的相关危险因素，积极控制可干预因素。高血压、血脂异常、糖尿病等患者，应坚持长期治疗，改变不良生活方式，戒烟、酒，饮食宜清淡，以低脂、低胆固醇、高维生素食物为宜，遵医嘱用药，坚持每天进行 30 min 以上的散步、慢跑等运动。告知患者及其家属本病的早期表现，如出现相关症状，及时就诊。告知患者及其家属康复治疗的重要性，康复的知识和方式，帮助分析康复的问题，调整方案，鼓励患者从事力所能及的劳动和家务，鼓励患者回归社会。

四、健康教育

饮食方面，注意营养均衡，少油少糖，适当补充维生素、叶酸、微量元素等。

严格遵照医嘱用药，切忌擅自停药以及滥用抗生素和民间偏方等。

拒绝烟、酒等对血管有刺激的因素，饮食规律、避免劳累、定时睡眠。

对于有高血压、糖尿病、高脂血症等慢性基础疾病的患者，应监测血压、血糖和血脂水平，一旦有异常应及时就医治疗。

小动脉闭塞型脑梗死多数情况下急性起病，预后好但易反复。因此需要患者对此病有正确的认识，保持良好的心态，谨遵医嘱进行药物治疗，并定期复查，保持良好的生活习惯。

患者在患上该疾病前并没有相应的症状，因此当患者发现自己突然失语、偏瘫，都会在心理上产生较大负担，一时难以接受自己的患病情况，因此会出现恐惧、失望的情况。护士要关心、尊重患者，鼓励其表现自己的感受，避免任何刺激和伤害患者的言行，使用通俗的语言使患者了解这种疾病的情况，以及采用怎样的治疗能够使患者得到较好的恢复，使患者能够主动地配合治疗。同时还要对患者进行关怀，若患者有失语的现象，可以与其在文字上进行交流；若患者有偏瘫以及意识障碍，可以由患者家属对患者进行照顾。使患者的情绪得到调节后，才能够使治疗效果得到提高。

第二节　帕金森病

一、护理诊断

肢体运动障碍：与黑质病变、锥体外系功能障碍所致的静止性震颤、肌张力增高、动作迟缓、姿势不稳有关。

心理障碍：与震颤、流涎、表情肌僵直等身体形象改变，语言障碍，生活依赖他人有关。

知识缺乏：与缺乏该病的相关知识有关。

营养不良：与吞咽困难、饮食减少后摄入不足有关。

便秘：与自主神经功能障碍有关。

潜在并发症：跌倒、压疮、感染。

二、护理目标

减少肢体运动障碍。防治便秘，使患者能有效排便。降低相关并发症的发生率。

使患者及其家属、照顾者对疾病的发生发展，及药物的使用注意事项、不良反应有所了解，让患者能坦然面对疾病，减少心理障碍。

三、护理措施

（一）一般护理

饮食护理：给予高能量、高维生素、低盐、低脂、适量蛋白质的易消化饮食，根据病情变化及时调整和补充各种营养素。因高蛋白质饮食会降低左旋多巴类药物的疗效，故不宜盲目给予过多的蛋白质。饮食内容以五谷为主，多选粗粮，多食新鲜蔬菜、水果，多喝水。因槟榔为抗胆碱能食物，应避免食用。患者进食或饮水时应抬高床头，保持坐位或半卧位，集中注意力，不催促与打扰患者。对于流涎过多的患者可使用吸管吸食流质；对于咀嚼能力和消化功能减退的患者应给予易消化、易咀嚼的软食或半流质饮食；对吞咽障碍者应指导患者分次吞咽，避免吃坚硬、光滑及圆形食物；对饮水呛咳者要遵医嘱插胃管鼻饲。

生活与安全护理：加强巡视，采取有效的沟通方式，主动了解患者需要，指导和鼓励患者自我护理，协助患者洗漱、进食、沐浴和大小便。做好安全防护，增进患者的舒适感，预防并发症。对上肢震颤未能控制、日常生活动作不便的患者，应避免烧伤、烫伤等。对有幻觉、错觉、欣快、抑郁或精神错乱的患者应特别强调专人陪护。

（二）病情观察

服药期间要仔细观察震颤、肌强直和其他运动功能、语言功能、日常生活自理能力的改善程度。

（三）运动护理

应与患者和其家属共同制订切实可行的具体锻炼计划。疾病早期，患者多表现为震颤，应指导患者维持和增加业余爱好，坚持适当锻炼，注意保持身体和各关节的活动强度与最大活动范围。疾病中期，患者已经出现某些功能障碍或起坐已感到困难，告诉患者知难而退或简单的家属包办只会加速其功能衰退，指导患者练习起坐、行走、转身等基本动作活动。疾病晚期，患者出现显著的运动障碍而卧床不起，应预防压疮、感染及外伤等各种并发症。

（四）用药护理

注意观察药物的不良反应，如左旋多巴制剂早期会有食欲减退、恶心、呕吐、腹痛、直立性低血压、失眠等不良反应，可在进食时服用或减少剂量；抗胆碱能药物常见的不良反应为口干、眼花、少汗、便秘、排尿困难等，前列腺肥大及青光眼患者忌用；金刚烷胺的不良反应有口渴、失眠、食欲缺乏、头晕、视力障碍、足踝水肿、心悸、精神症状等；多巴胺受体激动药可引起恶心、呕吐、头晕、乏力、皮肤瘙痒、便秘等常见不良反应，剂量过大时可有精神症状、直立性低血压等。药物一般从小剂量开始，逐步缓慢加量直至有效维持。尽量避免使用维生素 B_6、利血平、氯丙嗪、奋乃静等药物，以免降低药物疗效或导致直立性低血压。

四、健康教育

（一）疾病知识指导

指导患者及其家属了解此病为进行性加重疾病，后期常死于压疮、感染、外伤等并发症，应注意积极预后并发症，如衣服勤洗勤换，保持皮肤卫生，中晚期行动困难患者勤翻身勤擦洗，预防压疮；避免登高和操作高速运转机器，避免快速坐起或下床活动，以防止跌倒外伤；吞咽困难患者小口进食，必要时给予管饲，以防止误吸和感染。

（二）生活指导

指导患者注意休息，劳逸结合，生活要有规律，锻炼、工作注意力所能及，饮食注意营养平衡，增强体质，提高抵抗力。天气变化时，要及时增减衣物，注意保暖，以防止感染。不要自行增减药物，如出现病情变化，应及时就诊。

（三）心理指导

对于抑郁寡言的患者，应鼓励其说出自己的感受。帮助患者寻找有兴趣的活动，鼓励其参与娱乐活动，培养生活乐趣，多与他人交往，不要孤立自己。同时指导家属关心体贴患者，为患者营造良好的亲情氛围，减轻患者的心理压力。嘱患者注意保持个人卫生和着装整洁，尽量维持自我形象。

（四）出院指导

指导家属关心体贴患者，协助进食、服药和日常生活的照顾，细心观察患者病情，积极预防并发症和及时识别病情变化。指导患者避免登高和操作高速运转的机器，不能单独使用煤气、热水器等，以防止受伤。外出时需有人陪伴，尤其是精神智力障碍者口袋内要放置"安全卡片"。定期门诊复查，动态了解血压变化和肝肾功能、血常规等指标，当患者出现发热、外伤、骨折或运动障碍、精神智力障碍加重时及时就诊。

参考文献

[1] 曹伟波，等 . 新编肾内科疾病诊疗精要 [M]. 长春：吉林科学技术出版社，2018.

[2] 汪道文，曾和松 . 心血管内科疾病诊疗指南 [M].3 版 . 北京：科学出版社，2013.

[3] 陈碧华，王青青，牟红安 . 心脏康复手册 [M]. 上海：复旦大学出版社，2021.

[4] 陈灏珠 . 实用心脏病学 [M].5 版 . 上海：上海科学技术出版社，2016.

[5] 陈卫文 . 内科学 [M]. 北京：高等教育出版社，2017.

[6] 崔丽英 . 神经内科诊疗常规 [M]. 北京：中国医药科技出版社，2020.

[7] 邓辉 . 内科临床诊疗实践 [M]. 汕头：汕头大学出版社，2019.

[8] 丁淑贞，吴冰 . 实用临床心理护理指导手册 [M]. 北京：中国协和医科大学出版社，2018.

[9] 方习红，武丽丽，孙丽 . 现代神经内科护理 [M]. 长春：吉林科学技术出版社，2019.

[10] 付海霞，张雷，秦伟，等 . 肾脏疾病综合治疗 [M]. 北京：科学技术文献出版社，2015.

[11] 葛均波 . 心血管病学进展（2017）[M]. 北京：中华医学电子音像出版社，2018.

[12] 耿新洁，刘倩，刘茂东 . 肾脏系统疾病诊疗新进展 [M]. 西安：西安交通大学出版社，2015.

[13] 何权瀛 . 呼吸内科诊疗常规 [M]. 北京：中国医药科技出版社，2020.

[14] 黑君华 . 临床神经内科诊疗学 [M]. 天津：天津科学技术出版社，2018.

[15] 胡大一 . 内科诊疗常规 [M]. 北京：中国医药科技出版社，2013.

[16] 胡雁，陆箴琦 . 实用肿瘤护理 [M].3 版 . 上海：上海科学技术出版社，2020.

[17] 姜威，赵冬云，栗印军 . 心血管疾病临床护理问题集萃 [M]. 沈阳：辽宁科学技术出版社，2020.

[18] 李海燕，胡鑫 . 心血管专科护士培训手册 [M]. 北京：化学工业出版社，2021.

[19] 李剑，罗心平 . 实用心律失常诊疗手册 [M]. 上海：上海科学技术出版社，2017.

[20] 李展 . 现代呼吸内科疾病诊疗与实践 [M]. 南昌：江西科学技术出版社，2021.

[21] 李兆军 . 肾内科疾病临床诊断与治疗实践 [M]. 长春：吉林科学技术出版社，2019.

[22] 刘素霞，马悦霞 . 实用神经内科护理手册 [M]. 北京：化学工业出版社，2019.

[23] 刘旭，孙彦龙，买晓颖 . 内科护理 [M]. 武汉：华中科技大学出版社，2018.

[24] 乔树宾 . 心血管内科诊疗常规 [M]. 北京：中国医药科学技术出版社，2020.

[25] 史伟，杨敏 . 临床药物治疗学：肾脏疾病 [M]. 北京：人民卫生出版社，2017.

[26] 宋宇，徐菲 . 神经内科护理 [M]. 北京：人民卫生出版社，2019.

[27] 孙红 . 实用肾内科疾病护理思维与实践 [M]. 汕头：汕头大学出版社，2019.

[28] 王辰，陈荣昌 . 呼吸支持技术 [M]. 北京：人民卫生出版社，2018.

[29] 王红贤，范小军，任楼生，等 . 心律失常诊疗策略 [M]. 北京：科学技术文献出版社，2017.

[30] 王洪飞 . 内科护理 [M]. 北京：科学出版社，2017.

[31] 王季政 . 呼吸内科临床诊疗 [M]. 天津：天津科学技术出版社，2018.

[32] 王均强 . 心血管内科疾病诊疗 [M]. 北京：中医古籍出版社，2022.

[33] 王水伶，白晓瑜 . 实用心血管内科护理手册 [M]. 北京：化学工业出版社，2019.

[34] 魏明明，王涛，崔龙，等 . 肾内科疾病综合诊疗学 [M]. 长春：吉林科学技术出版社，2016.

[35] 玄军 . 高血压与临床 [M]. 天津：天津科学技术出版社，2018.

[36] 薛洪璐，周加军，董丽娜，等 . 现代内科临床精要 [M]. 长春：吉林科学技术出版社，2019.

[37] 杨海新，郝伟伟，素婷，等 . 神经内科实用护理 [M]. 北京：军事医学科学出版社，2015.

[38] 杨晓东，曾强，范路梅 . 临床呼吸内科疾病诊疗新进展 [M]. 开封：河南大学出版社，2020.

[39] 游桂英，方进博 . 心血管内科护理手册 [M].2 版 . 北京：科学出版社，2015.

[40] 游桂英，温雅 . 心血管病内科护理手册 [M]. 成都：四川大学出版社，2021.

[41] 袁鹏，张璐，李冬义，等 . 常见心血管内科疾病的诊断与防治 [M]. 开封：河南大学出版社，2021.

[42] 张晓艳 . 神经内科疾病护理与健康指导 [M]. 成都：四川科学技术出版社，2022.